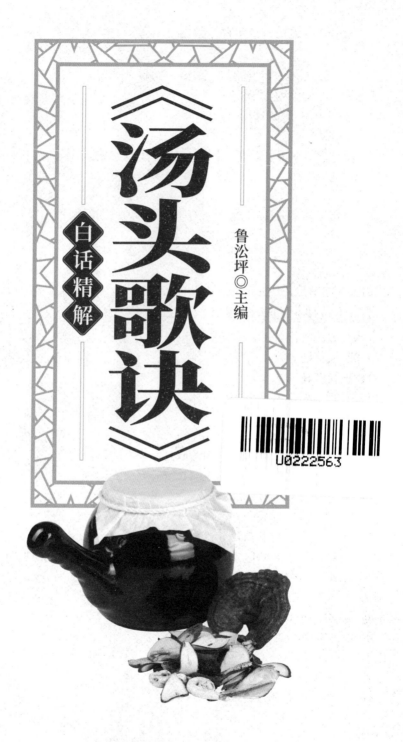

《汤头歌诀》

白话精解

鲁泓坪◎主编

U0222563

湖南科学技术出版社·长沙

图书在版编目（CIP）数据

《汤头歌诀》白话精解 / 鲁泓坪主编. — 长沙：
湖南科学技术出版社，2024.5
ISBN 978-7-5710-2611-0

Ⅰ．①汤… Ⅱ．①鲁… Ⅲ．①方歌－译文－中国－清
代 Ⅳ．①R289.4

中国国家版本馆CIP数据核字(2024)第013383号

《TANGTOU GEJUE》BAIHUA JINGJIE
《汤头歌诀》白话精解

主　　编：鲁泓坪
出 版 人：潘晓山
责任编辑：杨　颖
出版发行：湖南科学技术出版社
社　　址：长沙市芙蓉中路一段416号泊富国际金融中心
网　　址：http://www.hnstp.com
湖南科学技术出版社天猫旗舰店网址：
　　　　　http://hnkjcbs.tmall.com
邮购联系：0731-84375808
印　　刷：济宁华兴印务有限责任公司
　　　　　（印装质量问题请直接与本厂联系）
厂　　址：济宁高新区黄屯立交桥西327国道南华兴工业园1楼
邮　　编：272106
版　　次：2024年5月第1版
印　　次：2024年5月第1次印刷
开　　本：710mm×1000mm　1/16
印　　张：20
字　　数：286千字
书　　号：ISBN 978-7-5710-2611-0
定　　价：78.00元

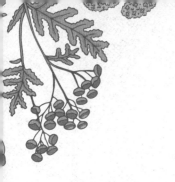

"汤头" 是中药汤剂的俗称。在中国传统的中药方剂中，一副汤剂往往要由多味药材组成，制法繁琐，药材名称抽象枯燥，不便记忆和掌握；因此，古人便尝试着将一些传统的灵验药方，改成诗歌，使其具有合仄押韵，朗朗上口的特点。此举方便了人们识记，受到广大学医者的欢迎。

清康熙三十三年（1694 年），有位叫汪昂的 80 岁老中医，整合古方编著了一本《汤头歌诀》，影响颇为广泛。其选录名方 320 条，分为 20 类，用七言诗体编成歌诀，将每个汤剂的名称、用药、适应证、随证加减等都写入歌中，内容简明扼要，音韵工整，一时成为医界的美谈。

本书中选录中医常用方剂 300 余方，分为补益、发表、攻里、涌吐等 20 类。以七言歌诀的形式加以归纳和概括。并且每方附有简要注释，便于初学者习诵，是一部流传较广的方剂学著作。

本书列出了中药方剂的组成、用法、功效、主治、药理分析，清晰明了地把歌诀诠释出来，非常方便读者阅读，是初学医者很好的中医学工具书，因编者水平有限，书中难免有不当或谬误之处，还望读者批评指正。

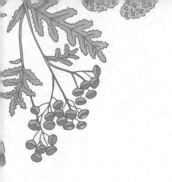

第一篇 汤头歌诀

第三篇 歌诀总录

汤头歌诀

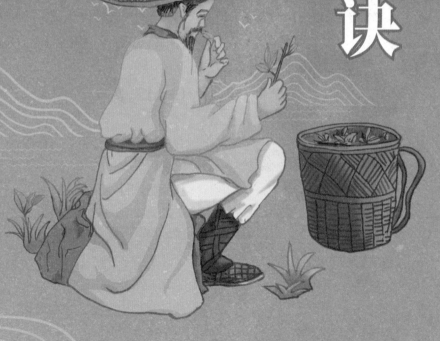

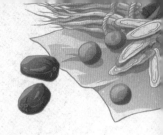

第一篇　汤头歌诀

一、补益之剂

补肺阿胶散

补肺阿胶马兜铃，黍粘甘草杏糯停；
肺虚火盛人当服，顺气生津嗽哽宁。

《小儿药证直诀》（钱仲阳）

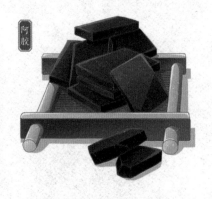

阿胶

【组成】阿胶9克，牛蒡子（黍粘子）、甘草各3克，马兜铃、杏仁、糯米各6克。

【用法】上药水煎温服。

【功效】养阴补肺，清热止咳，滋阴补血。

【主治】热毒上火，肺虚火旺。症见咳嗽气喘，咽喉干燥，喉中有声，或痰中带血，舌红少苔，脉细数。

【药理分析】本方阴虚肺热，咽中气哽为主证。方中阿胶，既可滋阴补肺，又可养血活血。马兜铃、牛蒡子助阿胶清肺化痰。杏仁宣降肺气，止咳平喘。糯米补脾益肺，培土生金。甘草调和诸药，使药效深入。

黄芪鳖甲散

黄芪鳖甲地骨皮，芄菀参苓柴半知；
地黄芍药天冬桂，甘桔桑皮劳热宜。

《卫生宝鉴》（罗谦甫）

【组成】黄芪、鳖甲、天冬各15克，地骨皮、秦艽、茯苓、柴胡各9克，紫菀、半夏、知母、生地黄、白芍、桑皮、炙甘草各10.5克，人参、桔梗、肉桂各4.5克。

【用法】每次30克，加生姜煎服。

【功效】清虚热，益气阴。

【主治】气阴两虚，虚劳内热。症见五心烦热，日晡潮热，自汗或盗汗，四肢无力，饮食减少，咳嗽咽干，脉细数无力。

【药理分析】本方有补阴阳、益气血、清劳热之功用。主证为气阴两伤之劳热。咳嗽为肺肾阴虚所致的次要症状。方中黄芪益气固表，天冬滋肾清肺，鳖甲滋阴除蒸。人参助黄芪大补元气；生地黄、知母助天冬滋阴清热；秦艽、地骨皮助鳖甲清虚热。半夏、茯苓、桔梗健脾化痰，宣降肺气；紫菀、桑皮下气止咳；柴胡、白芍疏肝养血，调畅气机；少用肉桂以促阳生阴长，并防阴药过于滋腻。炙甘草调和诸药，功效卓著。

四君子汤

四君子汤中和义，参术茯苓甘草比；
益以夏陈名六君，祛痰补气阳虚饵；
除却半夏名异功，或加香砂胃寒使。

《太平惠民和剂局方》

【组成】人参10克，白术、茯苓各9克，炙甘草6克。

【用法】上药共研成细末，以水煎服。

【功效】益气健脾。

【主治】脾胃气虚。症见面色萎白，四肢无力，语声低微，食少便溏，舌质淡，脉虚缓无力。

【药理分析】本方为助阳补气的基本方。脾胃气虚为其主证。脾失健运，易生湿邪，为其兼证。方中人参大补脾胃之气。白术燥湿健脾。茯苓甘淡，渗湿利尿，使湿从小便出，则脾不为湿邪所困。炙甘草甘温益气，并可调和诸药，功效卓著。

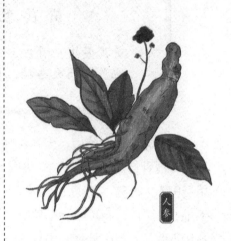

人参

秦艽鳖甲散

秦艽鳖甲治风劳，地骨柴胡及青蒿；
当归知母乌梅合，止嗽除蒸敛汗高。

《卫生宝鉴》（罗谦甫）

【组成】鳖甲、地骨皮、柴胡各10克，秦艽、当归、知母各6克。

【用法】上药研为粗末，每次6克，加青蒿5叶，乌梅1枚同煎，临卧、空心各一服。

【功效】清热除蒸，滋阴养血。

【主治】风劳病。症见骨蒸劳热，肌肉消瘦，唇红颊赤，困倦盗汗，咳嗽，脉细数。

【药理分析】本方主治风劳病，阴虚内热为其主证。鳖甲、地骨皮滋阴清虚热，秦艽、柴胡、青蒿解肌退热，当归、知母滋阴养血，乌梅敛阴止汗。诸药共用，滋阴养血，散收并用。若汗出过多，再加黄芪益气固表。

秦艽扶羸汤

秦艽扶羸鳖甲柴，地骨当归紫菀偕；

半夏人参兼炙草，肺劳蒸嗽服之谐。

《杨氏家藏方》（杨士瀛）

【组成】柴胡6克，秦艽、人参、当归、鳖甲、地骨皮各4.5克，紫菀、半夏、炙甘草各3克，生姜3片，大枣1枚。

【用法】上药水煎服。

【功效】止咳养血，清热除蒸。

【主治】肺劳。症见消瘦乏力，潮热自汗，声音嘶哑，咳嗽吐血，胸闷气短，舌红少苔，脉细数无力。

【药理分析】本方主治肺劳，肺伤内热，肺虚气寒为其主证。气阴亏耗，肺燥劳嗽，为其次要症状。方中以柴胡、秦艽解肌热，退骨蒸。鳖甲、地骨皮补阴血，除虚热。佐以人参、当归益气养血；紫菀、半夏除痰止嗽；姜、枣益气血，和营卫；炙甘草调和诸药。

升阳益胃汤

升阳益胃参术芪，黄连半夏草陈皮；

苓泻防风羌独活，柴胡白芍姜枣随。

《脾胃论》（李东桓）

【组成】黄芪20克，人参、半夏、炙甘草各10克，羌活、独活、防风、白芍各6克，陈皮4克，白术、茯苓、泽泻、柴胡各3克，黄连1.5克。

【用法】上药研为粗末，每次3克，加姜、枣，水煎服。

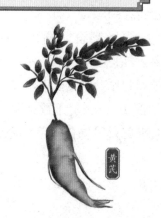

黄芪

【功效】升阳祛湿，健脾益气。

【主治】脾胃气虚，兼感湿邪。症见怠惰嗜卧，饮食无味，身体酸重，肢节疼痛，口苦舌干，大便不调，小便频数，或见恶寒，舌淡苔白腻，脉缓无力。

【药理分析】脾胃气虚为本方主证。身体酸重，肢节疼痛，为兼湿邪；口苦舌干，为兼有虚热之象。方中黄芪益气固表；人参、白术、甘草益气健脾，燥湿和胃；陈皮、半夏理气和胃，化痰降逆；柴胡、防风、羌活、独活散风祛湿；泽泻、茯苓淡渗利尿，使湿有去路；白芍助黄芪调和营卫，补益气血；少入黄连清热泻火，并用吸附剂防止风药过燥，化湿伤阴。

百合固金汤

百合固金二地黄，玄参贝母桔甘藏；
麦冬芍药当归配，喘咳痰血肺家伤。

《医方集解》

【组成】生地黄6克，熟地黄9克，麦冬5克，百合、芍药、当归、贝母、生甘草各3克，玄参、桔梗各2克。

【用法】上药水煎服。

【功效】润肺化痰，养阴清热，滋肾补肺。

【主治】肺阳肾阴两虚，虚火上炎。症见咳嗽气喘，痰中带血，头晕目眩，咽喉燥痛，午后潮热，舌红少苔，脉细数。

【药理分析】肺肾阴亏，虚火上炎，咽干喘咳为本方主证。肺受火灼，气失宣降，故见咳嗽气喘，为次要症状。方中百合滋阴润肺，清热止咳；二地黄滋补肾阴，清心凉血，重用甘寒为君药；麦冬、玄参滋养肺肾，增液止咳；贝母、桔梗润肺化痰，清利咽喉，载药上行；当归、芍药养血柔肝，保肺止咳；生甘草清热泻火，调和诸药，肺肾同补，虚火自平，痰清咳止。

《汤头歌诀》白话精解

小建中汤

小建中汤芍药多，桂姜甘草大枣和；
更加饴糖补中脏，虚劳腹冷服之瘥；
增入黄芪名亦尔，表虚身痛效无过；
又有建中十四味，阴斑劳损起沉疴；
十全大补加附子，麦夏苁蓉仔细哦。

《伤寒论》（张仲景）

【组成】芍药18克，桂枝、生姜各9克，炙甘草6克，大枣5枚，饴糖30克。

【用法】上药水煎服。

【功效】和里缓急，散寒补虚。

【主治】虚劳腹痛。症见腹中时痛，舌淡苔白，喜温喜按，脉细弦；或虚劳而心中动悸，虚烦不宁，面色无华，或手足烦热，咽干口燥。

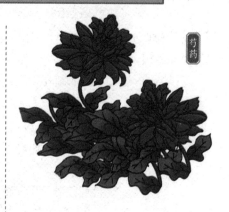

【药理分析】本方所治诸虚，皆以阴阳两虚，为其主证。脾胃为后天之本，营卫气血由此化生，中焦虚寒，化源不足，血不养心，故虚烦心悸；固营卫不和，则虚劳发热，治当温中补虚，调和阴阳。方中饴糖，补脾益气，和里缓急。芍药酸甘益阴，养血缓急，较桂枝汤中加倍使用。桂枝辛甘化阳，温阳祛寒。生姜温胃止呕，大枣补脾养血，合用调营卫。炙甘草既助饴糖配桂枝辛甘养阳，又与芍药酸甘化阴。本方具有平补阴阳，调和营卫，建立中气的作用。

紫菀汤

紫菀汤中知贝母，参茯五味阿胶偶；
再加甘桔治肺伤，咳血吐痰劳热久。

《医垒元戎》（王好古）

【组成】紫菀、阿胶（蛤粉炒）、知母、贝母各6克，桔梗、人参、茯苓、甘草各1.5克，五味子20粒。

【用法】上药水煎温服。

【功效】清热止嗽，润肺化痰。

【主治】阴虚火旺，肺气大伤。症见久嗽不止，咳血吐痰，少气懒言，胸胁逆满，以及肺痿变成肺痈。

【药理分析】本方肺伤气损，阴虚有热，咳痰吐血为其主证。方中阿胶、紫菀润肺补虚，消痰止嗽；知母、贝母清肺泻火，润燥消痰；人参、茯苓补脾益肺；五味子滋肾敛肺，助止久嗽；桔梗助上药入肺；甘草助人参益气，并调和诸药，功效卓著。

益气聪明汤

益气聪明汤蔓荆，升葛参芪黄柏并；
再加芍药炙甘草，耳聋目障服之清。

《东垣试效方》（李东垣）

【组成】黄芪、人参各15克，葛根、蔓荆子各9克，白芍、黄柏各6克，升麻4.5克，炙甘草3克。

【用法】共研为粗末，以水煎服。

【功效】补中升阳，益气泄水。

【主治】中气不足，清阳不升。症见目内生障，视物昏花，耳鸣耳聋等。

【药理分析】本方以中气不足，清阳不升为其主证。并伴以心火亢盛之证。方中黄芪、人参温补脾阳，意在治本；葛根、升麻、蔓荆子鼓舞清阳，上行头目；白芍养血平肝；黄柏清热泻火。诸药合用，中气得补，清阳得升，肝肾受益，耳目聪明。

龟鹿二仙胶

龟鹿二仙最守真，补人三宝气精神；
人参枸杞和龟鹿，益寿延年实可珍。

《证治准绳》（王肯堂）

【组成】鹿角5千克，龟甲2.5千克，枸杞子1.5千克，人参500克。

【用法】每早3克，以清酒调化，淡盐温水送服。

【功效】调养精神，滋阴填精，益气壮阳。

【主治】阴阳气血两虚，真元虚损，精血不足。症见全身瘦削，阳痿遗精，两目昏花，腰膝酸软，久不孕育。

【药理分析】以阴阳精血不足为其主证。本方药性平和，补阴益阳，能益寿延年，生精助孕。方中鹿角温肾阳，益精血，善通督脉；龟甲补阴精，益气血，善通任脉，二药同用，可峻补阴阳，补益精髓，化生气血。人参补益脾肺；枸杞子滋养肝肾。诸药合用，功效卓著。

还少丹

还少温调脾肾寒，茱淮苓地杜牛餐；
苁蓉楮实茴巴枸，远志菖蒲味枣丸。

《杨氏家藏方》

【组成】熟地黄12克，山药、牛膝、枸杞子各9克，山茱萸、茯苓、杜仲、远志、五味子、楮实、小茴香、巴戟天、肉苁蓉各6克，石菖蒲3克，大枣5枚。

【用法】炼蜜为丸如梧桐子大，每日2次，每次9克，淡盐汤送服。

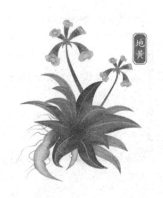

【功效】温肾暖脾，涩精止遗，阴阳并补。

【主治】脾肾两虚。症见身体瘦弱，腰膝酸软，神疲乏力，饮食无味，健忘怔忡，遗精白浊，阳痿早泄，牙齿浮痛等。

【药理分析】以脾肾阳虚，精血不足为主证，健忘怔忡，遗精白浊，为心肾不交之兼证。方中苁蓉、巴戟天温补肾阳；熟地黄、枸杞子滋补肾阴，阴阳并补。小茴香、楮实助苁蓉、巴戟天散寒补火；杜仲、牛膝补肾强腰膝。山药、茯苓、大枣健脾益气；山茱萸、五味子固肾涩精；石菖蒲、远志交通心肾以安神。此方水火平调，脾肾双补。

独 参 汤

独参功擅得嘉名，血脱脉微可返生；
一味人参浓取汁，应知专任力方宏。

《伤寒大全》

【组成】人参30～60克。
【用法】浓煎取汁。
【功效】扶危救急，大补元气。
【主治】元气欲脱，妇人血崩。症见突然出血不止，大汗出，面色苍白，气短脉微等。

【药理分析】人参专补脾肺之气，元气充沛，一身之气得，脱症自除。中医学认为：有形之血不能自生，生于无形之气，故本方亦可用于大失血之救急。

右 归 饮

右归饮治命门衰，附桂山萸杜仲施；
地草淮山枸杞子，便溏阳痿服之宜。
左归饮主真阴弱，附桂当除易龟麦。

《景岳全书》（张景岳）

【组成】熟地黄9～30克，炒山药、枸杞子、杜仲各9克，山茱萸6克，炙甘草3克，肉桂3～6克，制附子6～9克。

【用法】上药水煎服。

【功效】填精健脾，温补肾阳。

【主治】肾阳不足。症见气怯神疲，舌淡苔白，肢冷脉细，黄疸，腹水等。

【药理分析】本方主证为肾阳不足，命门火衰。方中附子、肉桂温养肾阳。熟地黄、枸杞子培补肾阴，取其"阴中求阳"，化生肾气。山药、山茱萸补脾益肝，收敛涩精；杜仲强壮益精。炙甘草和中益气。诸药合用，功效卓著。

河车大造丸

河车大造膝苁蓉，二地天冬杜柏从；
五味锁阳归杞子，真元虚弱此方宗。

《诸证辨疑》（吴球）

【组成】紫河车1具，牛膝、苁蓉、天冬、黄柏、五味子、锁阳、当归各21克，熟地黄60克，生地黄、枸杞子各45克，杜仲30克。

【用法】共研细末，做丸如梧桐子大，每次9克，温开水送下。

【功效】补气养血，滋阴益阳。

【主治】真元劳伤，精血衰少所致之虚劳，气血不足，自汗盗汗，夜梦遗精，精神倦怠，四肢无力，腰腿软弱。也可用于肺结核，哮喘，慢性肾炎。

【药理分析】气血精气不足为本方主证，阴阳两虚为其兼证。方中紫河车（胎盘）补气、养血、益精；熟地黄、生地黄、当归滋阴养血；天冬、枸杞子清肺滋阴；杜仲、锁阳、牛膝、苁蓉温补肾阳，强壮筋骨，五味子滋肾涩精，敛肺止咳；黄柏清泻相火。诸药相合，益气养血，阴阳双补，寒热并用。

金匮肾气丸

金匮肾气治肾虚，熟地淮药及山萸；
丹皮苓泽加附桂，引火归原热下趋；
济生加入车牛膝，二便通调肿胀除；
钱氏六味去附桂，专治阴虚火有余；
六味再加五味麦，八仙都气治相殊；
更有知柏与杞菊，归芍参麦各分途。

《金匮要略》（张仲景）

【组成】干地黄24克，山药（薯蓣）、山茱萸各12克，泽泻、茯苓、牡丹皮各9克，桂枝、附子各3克。

【用法】上药研成细末，炼蜜为丸，每日2次，每次9克。

【功效】利尿补肾，温补肾阳。

【主治】肾阳虚损。症见腰痛脚软，下半身常有冷感，小腹拘急，小便不利，或小便反多，入夜尤甚，阳痿早泄，舌淡胖，脉虚弱等。

【药理分析】肾阳不足为本方主证。方中干地黄滋补肾阴，少加桂枝、附子助命门之火以温阳化气，乃"阴中求阳"之意，重在微微生火，即生肾气。山茱萸、山药补肝益脾，化生精血。泽泻、茯苓利水渗湿，并可防地黄之滋腻，牡丹皮清泄肝火，三药于补中寓泻。诸药相合，不燥不腻，振奋肾阳，气化复常。

虎潜丸

虎潜脚痿是神方，虎胫膝陈地锁阳；
龟板姜归知柏芍，再加羊肉捣丸尝。

《丹溪心法》（朱丹溪）

【组成】龟甲（龟板）120克，知母、黄柏、熟地黄各90克，牛膝、陈皮、白芍各60克，锁阳、当归各45克，干姜、虎胫各

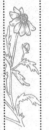

《汤头歌诀》白话精解

30克。

【用法】共研细末，用阉羊肉煮烂，捣和为丸，如梧桐子大，每次9克，淡盐汤送下。

【功效】滋阴降火，强壮筋骨，清热补阴。

【主治】肝肾不足，阴虚火旺，筋骨痿弱。症见腰膝酸痛，筋骨痿软，腿足消瘦，步履乏力，舌红少苔，脉细弱。

【药理分析】本方主证为阴虚火旺，肝肾不足。方中熟地黄、龟甲滋阴养血，生精补髓；黄柏、知母滋阴降火，以防重伤阴精，是本方特点所在。当归、白芍、羊肉养血补肝；虎胫、牛膝、锁阳益精润燥，健骨强筋；陈皮健脾理气，以防滋腻；干姜温中健脾，以防寒凉太过。诸药合用，益肝补肾，滋阴降火，标本兼顾，强壮筋骨。

保元汤

保元补益总偏温，桂草参芪四味存；
男妇虚劳幼科痘，持纲三气妙难言。

《博爱心鉴》（魏桂岩）

【组成】黄芪9克，人参、炙甘草各3克，肉桂1.5克，生姜1片。

【用法】上药水煎服。

【功效】益气温阳。

【主治】虚损劳怯，元气不足。症见倦怠乏力，少气畏寒，以及小儿痘疮，阳虚顶陷，不能发起灌浆者。

【药理分析】本方以元气不足为主证，阳气偏虚为兼证。方中黄芪补气升阳，托毒生肌。人参补益脾肺，大补元气。肉桂少量，温暖元阳。炙甘草益气和中。此方温补元气，气充体壮，虚损自复。本方偏于温补，故阴虚血少者慎用。

当归补血汤

当归补血有奇功，归少芪多力最雄；
更有芪防同白术，别名止汗玉屏风。

《内外伤辨惑论》（李东垣）

【组成】黄芪30克，当归6克。

【用法】水煎温服。

【功效】补气生血。

【主治】肌热面红，劳倦内伤，脉洪大而虚，按之无力，贫血，过敏性紫癜，功能性子宫出血及白细胞减少，神经衰弱，慢性病致四肢麻木。

【药理分析】本方主证为血虚发热。本方黄芪用量五倍于当归，意在"阳生阴长"，补气以生血，使有形之血，生于无形之气。当归养血活血。二药合用，功效卓著。

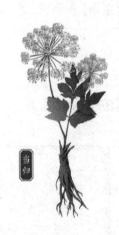

当归

补 心 丹

补心丹用柏枣仁，二冬生地与归身；
三参桔梗朱砂味，远志茯苓共养神；
或以菖蒲更五味，劳心思虑过耗真。

《道藏》

【组成】生地黄12克，柏子仁、炒酸枣仁、天冬、麦冬、当归、五味子各9克，人参、玄参、丹参、桔梗、远志、茯苓各5克。

【用法】共为细末，炼蜜为小丸，朱砂为衣，每次9克，温开水送下。亦可水煎服。（一方无五味子，有石菖蒲4克。）

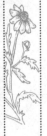

《汤头歌诀》白话精解

【功效】滋阴养血,补心安神。

【主治】阴虚血少,虚热烦躁,睡眠不安,精神衰疲,手足心热,舌红少苔,脉细数,也可用于神经衰弱之失眠多梦、心悸、眩晕、心脏神经症。

【药理分析】阴虚火旺,心肾不交为本方主证。失眠健忘,血不养心,是次要症状。方中生地黄滋阴清热,生津除烦;天冬、麦冬、玄参助君药养阴清热;当归、人参益气养血;酸枣仁、柏子仁养心安神;茯苓、远志交通心肾;五味子益气敛阴;丹参清心活血;朱砂镇心安神,兼顾其标;桔梗载药上行入心。本方滋阴治本为主,治标安神为辅。

七宝美髯丹

七宝美髯何首乌,菟丝牛膝茯苓俱;
骨脂枸杞当归合,专益肾肝精血虚。

《医方集解》

【组成】赤何首乌、白何首乌各18克,菟丝子、牛膝、当归、枸杞子、白茯苓各9克,补骨脂6克。

【用法】上药碾细,炼蜜丸,每丸10克,早、晚各服1丸,淡盐温水送服。

【功效】补肾水,益肝血,乌须发。

【主治】肝肾不足,气血两虚,肌肉消瘦,手足心发热,夜梦遗精,浊便淋沥,妇女面色萎黄,肾虚不育。也可用于肋下疼痛,腰膝酸软等症。

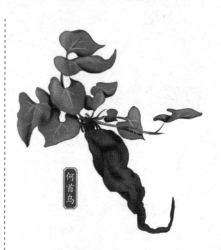

何首乌

【药理分析】本方主证为肝肾不足,精血亏虚。方中何首乌补肝肾,益精血,强筋骨,乌须发。枸杞子、菟丝子、当归益肝肾，补精血。牛膝、补骨脂温肾阳，强筋骨，固肾精。茯苓渗湿运脾，使诸补药不碍气机，补而不滞。本方以补益精血为主，常服此方，则肝肾强壮，精血充足。

斑 龙 丸

斑龙丸用鹿胶霜，苓柏菟脂熟地黄；
等分为丸酒化服，玉龙关下补元阳。

《医统》

【组成】鹿角胶、鹿角霜、茯苓、柏子仁、菟丝子、补骨脂、熟地黄各等分。

【用法】上药研细末，用酒将鹿角胶深化，各药作丸，如梧桐子大，每次6～9克，温酒送下。

【功效】养心益脾，温补肾阳。

【主治】元阳虚损，肾亏阳痿。

【药理分析】肾虚阳痿为主证。方中鹿角胶、鹿角霜益肾助阳，补精养血。补骨脂、菟丝子补火壮阳，涩精止遗。熟地黄滋补肝肾。柏子仁养心补脾。茯苓渗湿健脾，养心安神。常服本方则元阳充盛，精神倍增。

附方

香砂六君子汤

【组成】六君子汤加木香、砂仁。

【用法】上药水煎服。

【功效】理气止痛，健脾和胃。

【主治】脾胃气虚，寒湿气滞，纳呆嗳气，脘腹胀满疼痛，呕吐泄泻。

六君子汤

【组成】四君子汤加陈皮、半夏各3克。

【用法】上药水煎服。

【功效】健脾止呕。

【主治】脾胃气虚兼痰湿。不思饮食，恶心呕吐，胸脘痞闷，大便不实，或咳嗽痰多稀白等症。

异功散

【组成】四君子汤加陈皮等分。

【用法】上药共研为细末，每次服6克，水一盏，生姜5片，大枣2枚，同煎至7分，食前，温，量多少与之（现代用法：水煎服）。

【功效】健脾益气，理气和胃。

【主治】脾胃虚弱，食欲不振，或胸脘痞闷，或呕吐泄泻。

十四味建中汤

【组成】人参、白术、茯苓、炙甘草、熟地黄、白芍、当归、川芎、黄芪、肉桂、附子、半夏、麦冬、苁蓉各等分。

【用法】上药研成细末，每次9克，加生姜3片、大枣1枚。水煎温服。

【功效】调和阴阳，补益气血。

【主治】阴证发斑。症见手足胸背等部位出现稀疏淡红色斑点，高出皮肤，如蚊虫叮咬状。

黄芪建中汤

【组成】小建中汤加黄芪4克。

【用法】上药水煎服。

【功效】温中补气，和里缓急。

【主治】虚劳里急，诸不足。

左归饮

【组成】熟地黄9～30克，炒山药、枸杞子各9克，山茱萸6克，炙甘草3克，茯苓适量。

【用法】上药水煎温服。

【功效】补益肾阴。

【主治】虚火上火，肾阴不足。症见腰酸遗精，口燥盗汗，舌红少苔，脉细数。

济生肾气丸

【组成】本方加等份车前子、牛膝而成。

【用法】上药水煎温服。

【功效】温补肾阳，利水消肿。

【主治】肾虚水肿，腰重脚肿，小便不利。

归芍地黄丸

【组成】六味地黄丸加当归、白芍而成。

【用法】上药水煎温服。

【功效】滋补肝肾。

【主治】相火内动，肝肾阴虚，头眩耳鸣，午后潮热，或两胁攻痛，手足心热等。

知柏地黄丸

【组成】六味地黄丸加知母、黄柏而成。

【用法】上药水煎温服。

【功效】滋阴降火。

【主治】虚烦盗汗，骨蒸潮热，腰脊酸痛，遗精等症。

杞菊地黄丸

【组成】六味地黄丸加枸杞子、菊花而成。

【用法】上药水煎温服。

【功效】滋养肝肾。

【主治】视物模糊，两目昏花，或眼睛干涩，迎风流泪等症。

麦味地黄丸

【组成】六味地黄丸加五味子、麦冬而成。

【用法】上药水煎温服。

【功效】滋补肺肾。

【主治】肺肾阴虚，或喘或咳者。若去麦冬，名"都气丸"，治肺虚劳嗽，甚至喘不得卧。

参麦地黄丸

【组成】六味地黄丸加人参、麦冬而成。

【用法】上药水煎温服。

【功效】益气补肺，滋补肾阴。

【主治】咳嗽气喘，肺肾两亏，内热口燥等。

玉屏风散

【组成】黄芪12克，白术、防风各4克。

【用法】上药水煎温服。

【功效】益气，固表，止汗。

【主治】表虚自汗，以及虚弱易感风邪者。

二、发表之剂

葛 根 汤

葛根汤内麻黄襄，二味加入桂枝汤；
轻可去实因无汗，有汗加葛无麻黄。

《伤寒论》（张仲景）

【组成】葛根12克，麻黄、生姜各9克，桂枝、炙甘草、芍药各6克，大枣3枚。

【用法】水煎温服。

【功效】发汗解表，濡润筋脉。

【主治】外感风寒，筋脉失养。症见恶寒发热，头痛项强，无汗，苔薄白，脉浮紧。

【药理分析】外感风寒，经气不利为本方主证。方中葛根解表祛邪，濡润筋脉；麻黄、桂枝助葛根发汗解表；芍药助桂枝调和营卫，并可缓和麻黄之性；姜、枣和中益气；炙甘草调和诸药，功效卓著。

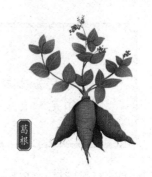

葛根

再 造 散

再造散用参芪甘，桂附羌防芎芍参；
细辛加枣煨姜煎，阳虚无汗法当谙。

《伤寒六书》（陶节庵）

【组成】黄芪6克，人参、桂枝、芍药、熟附子、细辛、羌活、防风、川芎、煨生姜各3克，甘草1.5克。

【用法】水煎温服。

【功效】解表散寒，助阳益气。

【主治】阳气虚弱，外感风寒。症见恶寒发热，热轻寒重，头痛肢冷，倦怠嗜卧，面色苍白，语言低微，舌淡苔白，脉沉无力，或浮大无力。

【药理分析】本方虽见阳气虚弱，但外感风寒应是主证，外邪除后方可扶正，此时解表为先。阳气虚弱当为兼证。方中羌活、细辛、桂枝散寒解表；川芎、防风助君药散风解表，活血行气；黄芪、人参、附子补气助阳，鼓邪外出，并防阳随汗脱，此时扶正是为了更好地祛邪；煨姜补益脾胃，调和气血，滋助汗源；甘草益气安中。诸药配合，扶正不留邪，发汗不伤正，恰到好处。

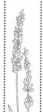

大青龙汤

大青龙汤桂麻黄，杏草石膏姜枣藏；
太阳无汗兼烦躁，风寒两解此为良。

《伤寒论》（张仲景）

【组成】麻黄12克，桂枝、炙甘草、杏仁各6克，石膏18克，生姜9克，大枣4枚。

【用法】上药水煎服。

【功效】发汗解表，清热除烦。

【主治】外感风寒，不出汗而烦躁，身疼痛，脉浮紧。

【药理分析】外感风寒表实证为本方主证。风寒不解，卫阳闭郁，始见化热，为其兼证。方中麻黄12克，为麻黄汤之一倍，可见发汗力增。桂枝通达营卫，助麻黄力，使之辛温有度。生姜、大枣益气和中，固护正气。炙甘草较麻黄用量加倍，既可调和药性，又可缓和麻黄峻烈之性。本方发汗力强，风寒表虚自汗者，切不可用。

小青龙汤

小青龙汤治水气，喘咳呕哕渴利慰；
姜桂麻黄芍药甘，细辛半夏兼五味。

《伤寒论》（张仲景）

【组成】麻黄、芍药、细辛、干姜、炙甘草、桂枝、半夏各9克，五味子6克。

【用法】水煎温服。

【功效】解表散寒，温肺化饮。

【主治】外寒内饮。症见恶寒发热，无汗，胸痞喘咳，痰多而稀，或痰饮喘咳，不得平卧，或身体疼重，头面四肢水肿，舌苔白滑，脉浮者。

【药理分析】外感风寒表实为本方主证。痰多而稀，痰饮喘咳，舌苔折滑，为内兼痰饮之证。方中麻黄、桂枝，发汗散寒以解表邪；干姜、细辛、半夏温肺化饮，燥湿化痰；五味子敛肺

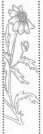

止咳，与细辛相合，以散收并用；芍药酸寒敛阴，使麻桂发中有收，发汗有度；炙甘草益气和中。诸药合用，散中有收，宣中有降，外解风寒，内去寒痰，诸证自除。

人参败毒散

人参败毒茯苓草，枳桔柴前羌独芎；
薄荷少许姜三片，四时感冒有奇功；
去参名为败毒散，加入消风治亦同。

《类证活人书》（朱肱）

【组成】人参、羌活、独活、柴胡、前胡、川芎、枳壳、桔梗、茯苓各9克，甘草5克。

【用法】上药为末，每次6克，入生姜、薄荷煎。

【功效】益气解表，发汗祛湿。

【主治】气虚外感风寒湿。症见憎寒壮热，头项强痛，肢体酸痛，无汗，鼻塞声重，咳嗽有痰，胸膈痞满，舌淡苔白，脉浮而按之无力。

【药理分析】外感风寒湿邪为本方主证。咳痰胸闷，为兼痰邪；脉按之无力，为兼气虚。方中羌活、独活辛温发散，通治一身上下风寒湿；柴胡、川芎发散解肌，行气散风；桔梗、枳壳并用宣降气机；前胡、茯苓化痰止咳；人参扶正祛邪，散中有补；薄荷、生姜助解表透邪之力；甘草调和诸药。

麻黄汤

麻黄汤中用桂枝，杏仁甘草四般施；
发热恶寒头项痛，无汗而喘服之宜。

《伤寒论》（张仲景）

【组成】麻黄9克，桂枝、杏仁各6克，甘草3克。

【用法】水煎温服。

【功效】发汗解表，宣肺平喘。

【主治】外感伤寒表实证。恶寒发热，无汗而咳喘，头身疼痛，舌苔薄白，脉浮紧。冬季因受寒感冒、流行性感冒，引起的支气管炎、支气管哮喘。

【药理分析】本方主证为外感风寒表实证。因风寒外束，汗孔收引，肺失宣降，故见喘，为其主要症状。方中麻黄辛温发汗，开宣肺气。桂枝通达营卫，解肌发汗，助麻黄发汗之力，使之成为发汗峻剂。杏仁降利肺气，与麻黄宣降并用，增强平喘之功。甘草既可调和诸药，又可防止麻黄、桂枝发汗太过，损伤正气。

麻黄附子细辛汤

麻黄附子细辛汤，发表温经两法彰；
若非表里相兼治，少阴反热曷能康。

《伤寒论》（张仲景）

【组成】麻黄6克，炮附子9克，细辛3克。

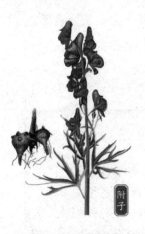

附子

【用法】水煎温服。

【功效】助阳解表。

【主治】少阴病始起，反发热，脉沉者。

【药理分析】外感风寒为本方主证。少阴阳虚为兼证。少阴病本为阳气虚寒证，应不发热，今若发热，为外有表邪之象。但表证脉又应浮，今反见沉脉，知病在少阴。方中麻黄发汗解表。细辛入少阴肾经，能解少阴风寒。附子固护肾阳。诸药相合，发中有补，使表解，而阳气不受损害，是良方之剂。

九味羌活汤

九味羌活用防风，细辛苍芷与川芎；
黄芩生地同甘草，三阳解表益姜葱；
阴虚气弱人禁用，加减临时在变通。

《此事难知》（王好古）

【组成】羌活、防风、苍术各5克，细辛1.5克，川芎、白芷、生地黄、黄芩、甘草各3克。

【用法】上药水煎服。

【功效】发汗祛湿，兼清里热。

【主治】外感风寒湿邪。恶寒发热，身体疼痛，肢节酸痛沉重，口苦微渴。舌苔薄白微腻，脉浮，流行性感冒，支气管炎，荨麻疹，痢疾，疟疾，疮疡初起。

【药理分析】外感风寒湿邪为本方主证。湿邪重浊，肢体酸楚疼痛，火性上炎而伤津，内有蕴热，口苦而渴，均为兼证。方中羌活散寒除湿，发汗解表；防风、苍术助羌活发汗祛湿；细辛、川芎、白芷除各部位头痛，解表；黄芩清上焦在里之蕴热；生地黄清热生津，既可清血分之热，又可防止方中燥药过多伤损津液。诸药配合，既可散寒，又能除湿，并可清泄里热。

桂 枝 汤

桂枝汤治太阳风，芍药甘草姜枣同；
桂麻相合名各半，太阳如疟此为功。

《伤寒论》（张仲景）

【组成】桂枝、芍药、生姜各9克，炙甘草6克，大枣3枚。

【用法】水煎服。少顷，饮热稀粥以助药力，使其微微汗出。

【功效】解肌发表，调和营卫。

【主治】外感风寒表虚证。症见发热头痛，汗出恶风，鼻鸣干呕，口不渴，舌苔薄白，脉浮缓。

【药理分析】风寒表虚为本方主证，汗出恶风，脉浮缓为其兼证。方中桂枝通达营卫，解肌发表；芍药益阴敛营，助桂枝调和营卫；生姜发表散邪，和胃降逆；大枣补脾生津，助芍药益血养营；姜枣相合，助桂枝、芍药调和营卫；炙甘草调和药性，助桂枝辛甘以化阳，合芍药酸甘以化阴，为使药。本方为治疗风寒表虚证的代表方剂，重在调和营卫，发汗力缓，药后需喝热稀粥助药力，有扶正解肌之功。

升麻葛根汤

升麻葛根汤钱氏，再加芍药甘草是；
阳明发热与头痛，无汗恶寒均堪倚；
亦治时疫与阳斑，痘疹已出慎勿使。

《小儿药证直诀》（钱仲阳）

【组成】升麻、葛根、芍药、甘草各3克。

【用法】水煎温服。

【功效】解肌透疹，疏散风热。

【主治】外感风热，麻疹初起未发，或发而不透，身热头痛，无汗口渴，感冒发热，上呼吸道感染发热等。阳斑、痘疹已出者慎勿使。

【药理分析】麻疹初起，疹发不畅，为本方主证。方中升麻升散阳明，解毒透疹。芍药和营泄热。甘草与芍药，酸甘以化阴。诸药合用，功效卓著。若疹出顺畅者禁用此方。

十神汤

十神汤里葛升麻，陈草芎苏白芷加；
麻黄赤芍兼香附，时邪感冒效堪夸。

《太平惠民和剂局方》

《汤头歌诀》白话精解

【组成】葛根12克，升麻、陈皮、炙甘草、川芎、紫苏叶、白芷、麻黄、赤芍、香附各6克。

【用法】加生姜5片，连须葱白3茎，水煎温服。

【功效】理气和中，解肌发表。

【主治】感冒风寒，郁而化热。症见恶寒渐轻，身热增加，无汗头痛，口微渴，心烦，胸脘痞闷，不思饮食，舌苔薄白或薄黄，脉浮等。

【药理分析】感冒风寒化热为本方主证。外邪不解，兼见肝胃气滞，症见胸脘痞闷，不思饮食。方中葛根、升麻解肌发表，生津除烦；麻黄、紫苏叶、白芷散表邪，止头痛；香附、陈皮疏肝理脾；赤芍清热和营；姜、葱通阳解表；炙甘草和中益气，调和药性。诸药配合，寒温并用，辛凉为主，兼清里热，调畅气机，配合巧妙。

麻黄人参芍药汤

麻黄人参芍药汤，桂枝五味麦冬裹；
归芪甘草汗兼补，虚人外感服之康。

《脾胃论》（李东垣）

【组成】人参、麦冬、五味子各1克，桂枝2克，黄芪、当归身、麻黄、炙甘草、白芍各3克。

【用法】水煎温服。

【功效】益气固表，散寒养血。

【主治】外感风寒，脾胃虚弱。症见恶寒发热，无汗，心烦，倦怠乏力，面色苍白，吐血。

【药理分析】外感风寒表证为本方主证。气血不足，内有郁热，皆为兼证。方中麻黄发汗散寒；桂枝助麻黄通达营卫，发汗祛邪；人参、黄芪补中益气；当归、白芍补血敛阴；麦冬、五味子滋阴生津。诸药相合，益气养血，滋阴清热，外散表邪，扶正解表。

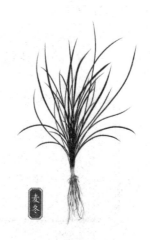

麦冬

神术散

神术散用甘草苍，细辛藁本芎芷羌；
各走一经祛风湿，风寒泄泻总堪尝；
太无神术即平胃，加入菖蒲与藿香；
海藏神术苍防草，太阳无汗代麻黄；
若以白术易苍术；太阳有汗此为良。

《太平惠民和剂局方》

【组成】苍术6克，川芎、白芷、羌活、藁本、细辛、炙甘草各3克，生姜3片。

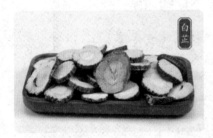

白芷

【用法】上药水煎服。

【功效】散寒祛湿。

【主治】外感风寒湿。症见恶寒发热，头痛无汗，鼻塞声重，身体疼痛，咳嗽头昏，以及大便泄泻等。

【药理分析】外感风寒湿邪为本方主证。外邪阻滞经脉，不通则痛，故头身疼痛，为次要症状。余症可随主证而解。方中苍术芳香燥烈，外可解表发汗，内可健脾燥湿，故泄泻可止。羌活助苍术散寒祛湿止痛。细辛入少阴经，川芎入少阳经，藁本入膀胱经，白芷入阳明经，合而用之可除诸经头身疼痛，又可助君药解表；生姜通阳解表。炙甘草调和诸药，功效卓著。

神白散

神白散用白芷甘，姜葱淡豉与相参；
肘后单煎葱白豉，两方均能散风寒。

《卫生家宝方》（朱端章）

【组成】白芷9克，淡豆豉、葱白各6克，生姜、甘草各3克。

【用法】水煎温服。

【功效】解表散寒。

【主治】外感风寒初起。症见恶寒发热，头痛无汗，舌苔薄白，脉浮。

【药理分析】外感风寒为本方主证。外邪束表，经输不利，故见头痛，为次要症状。方中白芷散风止痛。葱白、淡豆豉通阳解表，外散风寒。生姜散寒和胃。诸药合用，功效卓著。

华 盖 散

华盖麻黄杏橘红，桑皮苓草紫苏供；
三拗只用麻甘杏，表散风寒力量雄。

《太平惠民和剂局方》

【组成】麻黄、桑白皮、紫苏子、杏仁、赤茯苓、陈皮各3克，炙甘草1.5克。

【用法】上药水煎服。

【功效】祛痰止咳，宣肺解表。

【主治】肺感风寒。症见咳嗽上气，痰气不利，呀呷有声，脉浮者。

【药理分析】外感风寒，肺失宣降，为本方主证。痰气不利，为兼痰邪。喘咳为次要症状。方中麻黄辛温解表，宣肺平喘；桑白皮、紫苏子、杏仁泻肺降气，止咳平喘；陈皮、赤茯苓健脾理气，渗湿祛痰；甘草益胃和中，调和诸药。诸药合用，功效卓著。

桑 菊 饮

桑菊饮中桔梗翘，杏仁甘草薄荷饶；
芦根为引轻清剂，热盛阳明入母膏。

《温病条辨》（吴鞠通）

【组成】桑叶8克，菊花3克，杏仁、桔梗、芦根各6克，连翘5克，薄荷、生甘草各2.5克。

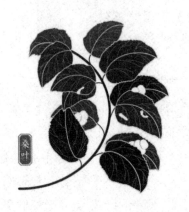

桑叶

【用法】上药水煎服。

【功效】宣肺止咳，疏风清热，清热解毒。

【主治】风温初起。症见咳嗽，身不甚热，口微渴，脉浮数。

【药理分析】外感风热轻证为本方主证。方中桑叶、菊花疏散风热，宣肺止咳；连翘、薄荷清热利咽；杏仁、桔梗宣肺止咳；芦根清热生津；生甘草助桔梗利咽化痰，并调和诸药。本方为辛凉轻剂，既可疏风清热，又可止咳。

竹 叶 柳 蒡 汤

竹叶柳蒡干葛知，蝉衣荆芥薄荷司；
石膏粳米参甘麦，初起风疹此可施。

《先醒斋医学广笔记》（缪仲淳）

【组成】西河柳、玄参各6克，荆芥穗、葛根、牛蒡子各4.5克，蝉蜕、薄荷、知母、甘草、粳米各3克，麦冬9克，淡竹叶1.5克，石膏15克。

【用法】上药水煎服。

【功效】透疹解表，清泄肺胃。

【主治】痧疹透发不出。喘

嗽，烦闷躁烦，咽喉肿痛等。

【药理分析】麻疹初起，风寒外束，疹出不畅，为本方主证。邪热内侵为其兼证。方中西河柳入血分，善透疹；牛蒡子、淡竹叶清泄上焦；荆芥、葛根、薄荷、蝉蜕散风热，开腠理，透疹邪；玄参、石膏、知母、麦冬清里热，生津液；粳米加强石膏和胃清热之力；甘草调和诸药。方中西河柳发泄力强，用量不宜大，疹点透则不可用。

防风解毒汤

防风解毒荆薄荷，大力石膏竹叶和；
甘桔连翘知木枳，风温痧疹肺经多。

（缪仲淳）

【组成】防风、荆芥、薄荷、牛蒡子（大力子）、生石膏、淡竹叶、甘草、桔梗、连翘、知母、木通、枳实各等分。

【用法】上药水煎服。

【功效】解表透疹，清热泻火。

【主治】风温痧疹，症见发热恶寒，咳嗽胸闷，头痛身楚，无汗或有汗甚少，舌苔白薄，脉浮，也可用于麻疹，发热，疹出不透。

【药理分析】风温痧疹初起表证重者为本方主证。热邪内侵肺胃为其兼证。方中荆芥、防风透疹解表；薄荷、牛蒡子、连翘辛凉透疹，疏风解毒；石膏、知母内清肺胃；淡竹叶、木通清心利尿；桔梗、枳实宣降气机，化痰利咽；甘草调和诸药。诸药配合，透疹解表为主，兼清里热，以防温邪逆传心包。

银翘散

银翘散主上焦医，竹叶荆牛薄荷豉；
甘桔芦根凉解法，风温初感此方宜；
咳加杏贝渴花粉，热甚栀芩次第施。

《温病条辨》（吴鞠通）

【组成】金银花、连翘各15克，桔梗、牛蒡子、薄荷各6克，荆芥穗4克，淡豆豉、甘草各5克。

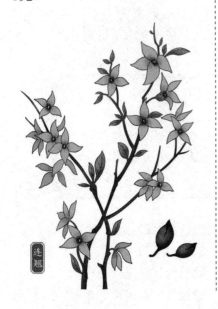

连翘

【用法】鲜芦根、淡竹叶煎汤，水煎服。

【功效】清热解毒，辛凉透表。

【主治】风温初起。症见发热无汗，或汗出不畅，微恶风寒，头痛口渴，咳嗽咽痛，舌尖红，苔薄白或微黄，脉浮数。

【药理分析】外感风热表证为本方主证。方中金银花、连翘辛凉透表，清热解毒；薄荷、牛蒡子助君药疏散风热，利咽止咳；荆芥穗、淡豆豉开汗孔，透毛窍，散表邪；芦根、淡竹叶清热生津；桔梗载药上行，宣肺化痰；甘草调和诸药，桔梗利咽，共促药力。

附方

桂枝麻黄各半汤

【组成】桂枝4.5克，芍药、生姜、炙甘草、麻黄、杏仁各3克，大枣2枚。

【用法】上药水煎服。

【功效】发汗解表，调和营卫。

【主治】太阳病，如疟状，发热恶寒，热多寒少，其人不呕等症。

海藏神术散

【组成】苍术、防风各6克，炙甘草3克。

【用法】加葱白、生姜同煎服。

【功效】散寒除湿。

【主治】内伤冷饮，外感寒邪，恶寒无汗等。本方较麻黄汤发汗力缓。

太无神术散

【组成】苍术、厚朴各3克，陈皮6克，炙甘草、菖蒲、藿香各4.5克。

【用法】上药水煎服。

【功效】祛湿解表，理气和中。

【主治】时行不正之气所引起的憎寒壮热，浑身疼痛，或头面轻度水肿。

葱豉汤

【组成】葱白、淡豆豉各6克。

【用法】水煎温服。

【功效】发汗解表。

【主治】伤寒初起，恶寒发热，头痛鼻塞，无汗等症。

三拗汤

【组成】麻黄不去节，杏仁不去皮尖，甘草不炙，各等分。

【用法】上药水煎服。

【功效】宣肺解表。

【主治】感冒风邪，鼻塞身重，语音不出，或伤风伤冷，头痛目眩，四肢拘倦，咳嗽痰多，胸满气短等。

三、攻里之剂

调 胃 承 气 汤

调胃承气硝黄草，甘缓微和将胃保；
不用朴实伤上焦，中焦燥实服之好。

《伤寒论》（张仲景）

【组成】大黄12克，芒硝10克，炙甘草6克。

【用法】水煎，温顿服。

【功效】缓下热结。

【主治】阳明腑实证。症见大便不通，恶热口渴，舌苔正黄，脉滑数，以及胃肠积热引起的发斑，口齿咽痛等。

【药理分析】阳明腑实为本方主证。本方只见燥实，而无痞满之现象。方中大黄攻积泄热。芒硝软坚润燥。甘草与大黄同煎，既可调和药性，又可保护胃气。诸药合用，功效卓著。

温脾汤

温脾附子与干姜，甘草当归硝大黄，
寒热并行治寒积，脐腹绞结痛非常。

《备急千金要方》（孙思邈）

【组成】大黄15克，当归、干姜各9克，附子、人参、芒硝、甘草各6克。

【用法】水煎，分3次服。

【功效】温补脾阳，泻下冷积。

【主治】寒积腹痛。症见便秘腹痛，脐下绞痛，绕脐不止，手足欠温，苔白不渴，脉沉弦而迟。

【药理分析】寒积停滞为本方主证。脾阳不足，难达四末，故见手足不温，为兼证。方中附子温补阳气，祛除寒邪；大黄攻积泻下，二药相合，共成温下之功。干姜助附子温中祛寒，芒硝助大黄泻下攻积。当归、人参益气养血，固护正气。甘草调和诸药。诸药合用，寓温补于攻下之中，为攻下冷积之良方。

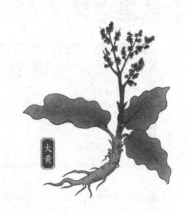

大黄

木香槟榔丸

木香槟榔青陈皮，枳柏茱连棱术随；
大黄黑丑兼香附，芒硝水丸量服之；
一切实积能推荡，泻痢食疟用咸宜。

《儒门事亲》（张子和）

【组成】木香、槟榔、青皮、陈皮、莪术（广莪）、黄连各3克，黄柏、大黄各6克，香附、牵牛子各10克。

【用法】上为细末，水调为丸，如小豆大，每次30丸（6

克），食后生姜汤下。

【功效】行气导滞，攻积泄热。

【主治】痢疾、食积。症见赤白痢疾，里急后重；或食积内停，大便秘结，脘腹胀满，舌苔黄腻，脉沉实。

【药理分析】饮食积滞内停，生湿蕴热，肠胃热结，痢疾，为本方主证。大便不通，气机阻滞，故脘腹胀痛，或里急后重，为次要症状。方中大黄、牵牛子攻积导滞，泄热通便。黄连、黄柏清热泻火，燥湿止痢。木香、槟榔、青皮、陈皮、香附行气导滞，消除胀满或里急后重。莪术疏肝解郁，破血中之气滞。诸药配合，攻下、清热、行气、活血并用，共奏泄热攻积、行气导滞之功。

大承气汤

大承气汤用芒硝，枳实厚朴大黄饶；
救阴泻热功偏擅，急下阳明有数条。

《伤寒论》（张仲景）

【组成】大黄、枳实各12克，厚朴24克，芒硝6克。

【用法】水煎，分2次温服。

【功效】峻下热结。

【主治】阳明腑实证，手足汗出，矢气频频，大便不通，腹痛、腹满拒按，或热结旁流，舌苔黄燥起刺；或见神昏、痉狂等。急性肠梗阻，急性胆囊炎、急性阑尾炎以及某些热性病过程中出现的高热、神昏、惊厥、烦躁等症状。

【药理分析】阳明腑实，胃肠热结为本方主证。方中大黄苦寒泄热，荡涤通便，以祛其实；芒硝咸寒软坚，润燥通便，以除其燥；厚朴苦温下气，消除胀满；枳实苦辛破结，导滞消痞。四药配合，荡涤与润燥相伍，除痞与消满相合，泻下与行气并重，共奏峻下热结之效。本方急下热结，使之不再伤耗阴液，故有"急下存阴"之说。

小承气汤

小承气汤朴实黄，谵狂痞硬上焦强；
益以羌活名三化，中风闭实可消详。

《伤寒论》（张仲景）

【组成】大黄12克，厚朴6克，枳实9克。

【用法】水煎，分2次服。

【功效】轻下热结，消腹胀痛。

【主治】阳明腑实为其主证。症见大便不通，谵语潮热，脘腹痞满，舌苔老黄，脉滑疾，痢疾初起，腹中胀痛，里急后重。

【药理分析】阳明腑实证为本方主证。痞满为热结不通阻塞气机而致的次要症状。较大承气汤本方无燥坚现象。方中大黄泻热通便。佐以枳实、厚朴行气导滞，消除痞满，而不用软坚润燥的芒硝。

枳实导滞丸

枳实导滞首大黄，芩连曲术茯苓襄，
泽泻蒸饼糊丸服，湿热积滞力能攘；
若还后重兼气滞，木香导滞加槟榔。

《内外伤辨惑论》（李东垣）

【组成】大黄、枳实、神曲各9克，茯苓、黄芩、黄连、白术、泽泻各6克。

【用法】上药研为细末，用蒸饼泡成糊，和药末做成梧桐子大药丸，每次50~90丸（6~9克），温水送下。

【功效】消食导滞，清热祛湿。

【主治】湿热食积。症见脘腹胀满，下痢泄泻，或大便秘结，小便短赤，舌苔黄腻，脉沉有力。

【药理分析】湿热食积，阻滞肠胃，为本方主证。积滞内停，气机壅滞，故脘腹胀痛，为次要症状。食积不化，湿热内停，也可见泄泻下痢。方中大黄攻积泻热，使积滞从大便出；黄芩、黄连清热燥湿，厚肠止痢；枳实

行气导滞，消除胀满；神曲消食化滞；白术、茯苓、泽泻健脾利湿。诸药配合，攻积导滞，清热祛湿，诸证自愈。

蜜煎导法

蜜煎导法通大便，或将猪胆灌肛中；
不欲苦寒伤胃腑，阳明无热勿轻攻。

《伤寒论》（张仲景）

【组成】蜂蜜适量。

【用法】将蜂蜜放在铜器内，用微火煎，时时搅和，不能发焦，等煎至可用手捻作时取下，稍候，趁热做成手指粗、两头尖、长2寸左右的锭状物。用时塞入肛门。

【功效】润肠通便。

【主治】大便燥结，阳明病之津液不足，感染性急性发热疾病及引起的便秘，特别适于体质虚弱者。

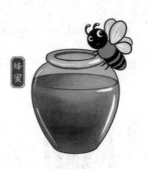

蜂蜜

【药理分析】津伤便秘为本方主证。一味蜂蜜润肠通便。对于内无热邪之虚性便秘，可用此法，免伤胃气。

香连丸

香连治痢习为常，初起宜通勿遽尝；
别有白头翁可恃，秦皮连柏苦寒方。

《兵部手集方》（杨士瀛）

【组成】黄连（用吴茱萸同炒令赤，去吴茱萸不用）600克，木香145克。

【用法】上药共为细末，醋糊为丸，如梧桐子大，每次服20丸。或按比例水煎服。

【功效】清热燥湿，行气化滞。

【主治】湿热痢疾。症见脓血相兼，里急后重。

【药理分析】大肠湿热，积滞内停，为本方主证。方中黄连清热燥湿，厚肠止痢。木香行气止痛。二药合用，功效卓著。

更 衣 丸

更衣利便治津干，芦荟朱砂滴酒丸；
脾约别行麻杏芍，大黄枳朴蜜和团。

《太平惠民和剂局方》

【组成】朱砂15克，芦荟21克。

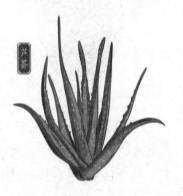

芦荟

【用法】滴好酒少许为丸，如梧桐子大，每次3～6克，温水送服。

【功效】泻火通便。

【主治】肠胃津伤。症见大便不通，睡眠不安，心烦易怒。

【药理分析】肠胃燥结为本方主证。肝火偏旺，故心烦易怒，为其兼证。方中芦荟苦寒润下，兼泻肝火。朱砂性寒下达，清心安神。二药合用，功效卓著。

芍 药 汤

芍药芩连与锦纹，桂甘槟木及归身；
别名导气除甘桂，枳壳加之效若神。

《素问病机气宜保命集》（张洁古）

【组成】芍药15克，当归、黄连、黄芩各9克，大黄6克，木香、槟榔、甘草各5克，肉桂3克。

【用法】上药水煎服。

【功效】和血调气，清热解毒。

【主治】湿热痢。症见腹痛便脓血，赤白相兼，里急后重，肛门灼热，小便短赤，苔腻微黄，脉弦滑数。

【药理分析】湿热壅滞肠中为本方主证。方中黄芩、黄连清热燥湿，苦寒止痢，治湿热成痢之本。大黄泻热祛积，清肠除瘀，为"通因通用"之法。芍药调和气血，缓急止痛。木香、槟榔调气以除后重。当归、肉桂行血则脓血自愈。诸药合用，使湿热祛，气血和，积滞除，痢疾自愈。

附方

三化汤

【组成】羌活、大黄（酒蒸）各9克，厚朴、枳实各6克。

【用法】上药水煎服。

【功效】通便散风。

【主治】类中风外无表证、内有二通不通者。但体壮之人方可服用。

白头翁汤

【组成】白头翁15克，黄柏、黄连、秦皮各12克。

【用法】上药水煎服。

【功效】凉血止痢，清热解毒。

【主治】热毒痢疾，腹痛，里急后重，肛门灼热，下痢脓血，赤多白少，渴欲饮水，舌红苔黄，脉弦数。

麻子仁丸

【组成】麻仁20克，大黄12克，厚朴、杏仁、芍药、枳实各9克。

【用法】共研为细末，炼蜜为丸，如梧桐子大，每次服10丸，每日3次。

【功效】行气通便，润肠泻热。

【主治】肠胃燥热，脾津不足，大便秘结，小便频数。

导气汤

【组成】芍药15克，当归、黄连、黄芩、枳壳各9克，大黄6克，木香、槟榔各5克。

【用法】上药水煎服。

【功效】凉血止痢，清热解毒。

【主治】湿热痢疾，里急后重，脘腹作胀，气滞较重。

四、涌吐之剂

稀涎散

稀涎皂角白矾班，或益藜芦微吐间；
风中痰升人眩仆，当先服此通其关；
通关散用细辛皂，吹鼻得嚏保生还。

《济生方》（严用和）

【组成】猪牙皂15克，白矾30克。

【用法】上药共研为细末，每服2～3克，温水调下。

【功效】驱风逐痰，涌吐开窍。

【主治】中风闭证。症见痰涎壅盛，喉中痰声漉漉，气闭不通，心神瞀闷，四肢不发，或倒仆不省，或口角㖞斜，脉滑实有力者。

【药理分析】中风痰厥为本方主证。方用猪牙皂辛能开窍，咸能软坚；白矾能化顽痰，二药合用，具有显著稀涎作用。

瓜蒂散

瓜蒂散中赤小豆，或入藜芦郁金凑；
此吐实热与风痰，虚者参芦一味匀；
若吐虚烦栀子豉，剧痰乌附尖方透；
古人尚有烧盐方，一切积滞功能奏。

《伤寒论》（张仲景）

【组成】瓜蒂、赤小豆各1克。

【用法】将二药研细末和匀，每次1～3克，用豆豉9克煎汤送服。

【功效】涌吐痰涎宿食，消痞除鞭。

【主治】痰涎宿食，壅滞胸脘。症见胸中痞硬，懊侬不安，气上冲咽喉不得息，寸脉微浮者。

【药理分析】痰涎、宿食停于

上脘为此方主证。方中瓜蒂味苦，善吐痰涎宿食。赤小豆味酸，祛湿除烦。佐以豆豉煎汤调服，宣解胸中邪气，并可和胃。方中瓜蒂苦寒有毒，易于伤胃，非形气俱实者慎用。诸药合用，功效卓著。

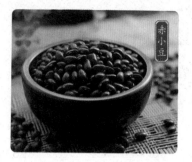

赤小豆

附方

通关散

【组成】皂角、细辛各等分。

【用法】共研细末，吹入鼻中。

【功效】通关开窍。

【主治】突然昏倒，气闭不通的实证。

烧盐方

【组成】食盐。

【用法】将盐用开水调成饱和盐汤，每次服2 000毫升，服后探吐，以吐尽宿食为度。

【功效】涌吐宿食。

【主治】宿食停滞，或干霍乱，欲吐不得吐，欲泻不得泻，心烦乱者。

栀子豉汤

【组成】栀子、香豉各9克。

【用法】上药水煎服。

【功效】清热除烦。

【主治】身热懊恼，虚烦不眠，胸脘痞满，按之软而不硬，嘈杂似饥，但不欲食，舌红，苔微黄者。

三圣散

【组成】防风、瓜蒂各5克，藜芦或50克，或25克，或3克。

【用法】研成细末，每次用热水煎服1克取吐。或用一方瓜蒂、郁金共研细末，用韭汁调服后，再用鹅翎探吐。

【功效】涌吐风痰。

【主治】中风闭证，失音闷乱，口眼㖞斜或不省人事，牙关紧闭，脉浮滑实者。

乌附尖方

【组成】乌头和地浆水（在土地上掘一坑，将水倒入，搅拌后待其澄清，取上层清水即得，有解毒作用）煎服。

【功效】涌吐痰涎。

【主治】寒痰食积，壅塞上焦者。

五、和解之剂

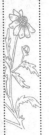

四 逆 散

四逆散里用柴胡，芍药枳实甘草须；
此是阳邪成郁逆，敛阴泄热平剂扶。

《伤寒论》（张仲景）

【组成】炙甘草、柴胡、芍药、枳实各6克。

【用法】上药水煎服。

【功效】透邪解郁，疏肝理脾。

【主治】阳证热厥，手足厥逆，但上不过肘，下不过膝，久按则有微热，脉弦数，肝脾不和，腹中痛，或泄利下重。

【药理分析】热厥乃由热邪入里，阳气被郁，不达四肢而致。或肝气内郁，阳气不得发越，亦可成气厥，症见手足厥逆。本方也常用于肝脾不和，泄利下重之证。方中柴胡升阳透邪，疏肝解郁。枳实下气破结，与柴胡同用以升降气机，调和肝脾。芍药柔肝养血，与柴胡合用，照顾肝之本性"体阴用阳"。炙甘草益气健脾，调和诸药。四药配合，去邪解郁，肝脾调和，清升浊降，气血畅达。

藿 香 正 气 散

藿香正气大腹苏，甘桔陈苓术朴俱；
夏曲白芷加姜枣，感伤岚瘴并能驱。

《太平惠民和剂局方》

【组成】大腹皮、白芷、紫苏、茯苓各5克，半夏曲、白术、陈皮、厚朴、苦桔梗各10克，藿香15克，炙甘草12克。

【用法】加生姜3片，大枣2枚，水煎服。如作丸剂每次6～9克，每日2次。

【功效】理气和中，解表化湿。

【主治】外感风寒，内伤湿滞。症见发热恶寒，头痛，胸脘痞满闷胀，舌苔白腻，霍乱以及感受不正之气。

【药理分析】暑季感寒为本方主证。方中藿香辛温解表，芳香化湿，升清降浊；紫苏、白芷表散风寒，又可理气化湿；白术、茯苓健脾运湿，和中止泻；半夏曲、陈皮、厚朴、大腹皮行气化湿，和胃止呕，畅中除满；桔梗宣利肺气，载药上行；生姜、大枣调和营卫；甘草调和诸药。诸药合用，解表化湿，升清降浊，为夏季常用方剂。

清 脾 饮

清脾饮用青朴柴，苓夏甘芩白术偕；
更加草果姜煎服，热多阳疟此方佳。

《济生方》（严用和）

【组成】青皮、厚朴、柴胡、黄芩、半夏、茯苓、白术、草果、甘草各6克。

【用法】加生姜3片，于发作前2小时水煎服。

【功效】化痰截疟，健脾祛湿，调和肝胆。

【主治】疟疾湿痰内遏。症见热重寒轻，口苦心烦，胸膈满闷，小便黄赤，舌苔白腻，脉象弦滑数。

【药理分析】疟疾痰湿内遏，热重寒轻，为本方主证。方中柴胡、黄芩和解少阳，除往来寒热。草果既能化湿痰，又是截疟要药。青皮、厚朴理气宽胸。半夏、生姜、茯苓、白术健脾燥湿，治生痰之源。诸药合用，燥湿化痰，调和肝脾，和解少阳。

黄芩汤

黄芩汤用甘芍并，二阳合利枣加烹；
此方遂为治痢祖，后人加味或更名；
再加生姜与半夏，前症皆呕此能平；
单用芍药与甘草，散逆止痛能和营。

《伤寒论》（张仲景）

【组成】黄芩9克，芍药、甘草各6克，大枣4枚。

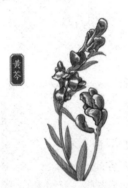

黄芩

【用法】上药水煎服。

【功效】和中止痛，清肠止痢。

【主治】泄泻或下痢脓血，身热不恶寒，心下痞，腹痛，口苦，舌红苔腻，脉弦数。

【药理分析】湿热痢疾为本方主证。方中黄芩清热燥湿。芍药、大枣缓急止痛。甘草益气和胃，调和诸药。诸药合用，为治疗热痢腹痛之良方。

小柴胡汤

小柴胡汤和解供，半夏人参甘草从；
更用黄芩加姜枣，少阳百病此为宗。

《伤寒论》（张仲景）

【组成】柴胡12克，黄芩、人参、甘草、生姜、半夏各9克，大枣4枚。

【用法】水煎，分2次温服。

【功效】和解少阳。

【主治】伤寒少阳证。症见往来寒热，胸胁苦满不欲饮食，心烦喜呕，口苦，咽干，目眩，舌苔薄白，脉弦者；妇女伤寒，热入血室，以及疟疾、黄疸与内伤杂病而见少阳证者。

【药理分析】邪入少阳为本

方主证。方中柴胡疏邪透表，轻清升散，为少阳经专药。黄芩苦寒泻火，善清胆经，一治半表之邪，一清半里之热。人参、生姜、大枣益胃气，和营卫，扶正祛邪。甘草调和诸药，益气和胃。诸药合用，清透同用，和解少阳，扶正祛邪，是一种代表方剂。

逍 遥 散

逍遥散用当归芍，柴苓术草加姜薄；
散郁除蒸功最奇，调经八味丹栀着。

《太平惠民和剂局方》

【组成】当归、茯苓、芍药、白术、柴胡各9克，炙甘草4.5克。

【用法】加烧生姜1块切碎，薄荷少许，水煎服。也可做丸剂，每日2次，每服6～9克。

【功效】养血健脾，疏肝解郁。

【主治】肝郁脾虚血虚。症见两胁作痛，头痛目眩，口燥咽干，神疲食少，或往来寒热，月经不调，乳房胀痛，脉弦而虚。

【药理分析】肝郁血虚为本方主证。脾虚不运，故神疲食少，脉虚无力，为兼证。方中柴胡疏肝解郁。当归、芍药养血敛阴，柔肝缓急，与柴胡配用，补肝体养肝血，助肝用行气郁。白术、茯苓、烧生姜健脾益气；薄荷助柴胡散肝郁，透郁热。甘草补中益气，调和诸药。诸药合用，肝郁得疏，肝血得养，肝脾同调，气血兼顾。

黄 连 汤

黄连汤内用干姜，半夏人参甘草藏；
更用桂枝兼大枣，寒热平调呕痛忘。

《伤寒论》（张仲景）

【组成】黄连、炙甘草、桂枝、人参各3克，半夏9克，大枣4枚。

【用法】上药水煎服。

【功效】和胃降逆，寒热平调。

【主治】伤寒，胸中有热，胃中有寒，腹中痛，欲呕吐者。

【药理分析】胸中有热，胃中有寒，为此方主证。胃失和降，故见呕吐，为次要症状。方中黄连泻胸中之热。桂枝温胃中之寒，与黄连同用，使寒热调和。半夏和胃降逆。人参、大枣益气和中，升降复常。甘草调和药性。诸药合用，使寒散热消，升降复常，诸证自愈。

痛泻要方

痛泻要方陈皮芍，防风白术煎丸酌；
补泻并用理肝脾，若作食伤医更错。

《景岳全书》（刘草窗）

【组成】白术9克，白芍、防风各6克，陈皮4.5克。

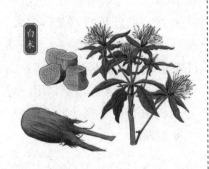

白术

【用法】上药水煎服。

【功效】腹痛泄泻，补脾疏肝。

【主治】腹痛腹泻。症见肠鸣腹痛，大便泄泻，泻必腹痛，舌苔薄白，两关脉弦而缓。

【药理分析】肝郁脾虚为本方主证。白术健脾燥湿止泻。白芍柔肝缓急止痛。陈皮理气健胃，防风升清止泻。诸药相合，健脾燥湿，柔肝缓急，痛泻自愈。

六和汤

六和藿朴杏砂呈，半夏木瓜赤茯苓；
术参扁豆同甘草，姜枣煎之六气平；
或益香薷或苏叶，伤寒伤暑用须明。

《太平惠民和剂局方》

【组成】砂仁、半夏、杏仁、人参、炙甘草各5克，赤茯苓、藿香叶、白扁豆、木瓜各10克，香薷、厚朴各15克。

【用法】加生姜3片，大枣1枚，水煎服。

【功效】健脾和胃，祛暑化湿。

【主治】暑湿外袭，脾胃失和。症见霍乱吐泻，倦怠嗜卧，胸膈痞闷，头目昏痛，身体困倦，恶寒发热，口微渴，舌苔白滑者。

【药理分析】暑湿感寒为本方主证。方中重用香薷，可见暑季伤寒较重。藿香、厚朴化湿和中，外散表邪；半夏、砂仁和胃止呕；人参、白扁豆补气健脾；赤茯苓、木瓜去湿渗湿；杏仁宣肺利气；生姜、大枣调和营卫；甘草益气和胃，调和药性。诸药合用，功效卓著。

奔豚汤

奔豚汤治肾中邪，气上冲胸腹痛佳；
芩芍芎归甘草半，生姜干葛李根加。

《金匮要略》（张仲景）

【组成】李根皮、葛根各15克，甘草、川芎、当归、芍药、黄芩各6克，半夏、生姜各12克。

【用法】上药水煎服。

【功效】平冲逆，补心气。

【主治】奔豚。症见气上冲胸，腹痛，往来寒热。

【药理分析】心气虚、肾中寒、气上冲为本方主证。方中李根皮，为治肾水犯心奔豚之专药；芍药、甘草缓急止痛；当归、川芎养血活血；半夏、生姜降逆止呕，专下逆气；葛根生津止渴；黄芩清泻肺热，清水之上源。诸药配合，降冲逆，补心血，为治奔豚的专方。

蒿芩清胆汤

俞氏蒿芩清胆汤，陈皮半夏竹茹襄；
赤苓枳壳兼碧玉，湿热轻宣此法良。

《重订通俗伤寒论》（俞根初）

【组成】青蒿6克，半夏、枳壳、陈皮各5克，竹茹、赤茯苓、碧玉散、黄芩各8克。

【用法】上药水煎服。

【功效】和胃化痰，清胆利湿。

【主治】少阳热盛，胆热犯胃。症见寒热如疟，寒轻热重，口苦胸闷，吐酸苦水，或呕黄涎而黏，甚则干呕呃逆，胸胁胀痛，舌红苔白，间现杂色，脉数而右滑左弦者。

【药理分析】少阳热盛为本方主证。胆热犯胃，气逆不降，吐苦吞酸，呕黄黏涎，干呕呃逆，为次要症状。方中青蒿清透少阳，黄芩清泄胆热。半夏、陈皮、赤茯苓、枳壳、碧玉散（滑石、甘草、青黛），和胃降逆，宽胸畅膈，清利湿热。诸药相合，少阳得清，胃逆得平，痰湿祛除，气机调畅。

何 人 饮

何人饮治久虚疟，参首归陈姜枣约；
追疟青陈柴半归，首乌甘草正未弱；
若名休疟脾无虚，参甘归乌甘草酌；
四兽果梅入六君，补中兼收须量度；
更截实疟木贼煎，青朴夏榔苍术着。

《景岳全书》（张景岳）

【组成】何首乌、人参各9～30克，当归、陈皮各6～9克，煨生姜3片。

【用法】疟发前2～3小时水煎服。

【功效】治疗虚疟，益气养血。

【主治】气血两虚。症见疟疾发作日久不愈。

【药理分析】气血两虚之久疟为本方主证。何首乌补肝肾，益精血，截虚疟。人参、当归益气补血。陈皮、煨生姜健脾理气，温散中寒，以防补药腻膈。诸药配合，补气养血，扶助正气，为治虚疟专方。

达 原 饮

达原厚朴与常山，草果槟榔共涤痰；
更用黄芩知母入，菖蒲青草不容删。

《温疫论》（吴又可）

【组成】常山、槟榔各6克，厚朴、知母、黄芩、菖蒲、青皮各3克，草果、甘草各1.5克。

【用法】水煎，午后温服。

【功效】开达膜原，疏解邪结，辟秽化浊。

【主治】瘟疫初起或疟疾邪伏膜原。症见憎寒壮热，或每日3次，或每日1次，发无定时，胸闷呕恶，头痛烦躁，脉弦数，舌苔垢腻者。

【药理分析】痰湿阻于膜原为本方主证。烦躁，脉数，为兼热邪之象；痰湿阻碍气机，故胸闷呕恶亦为兼证。方中常山、草果宣可去壅，善开痰结，为截疟要药。槟榔、厚朴行气化痰，燥湿化痰。菖蒲、青皮清上焦膜原。黄芩、知母清瘟疫之热，又可防方中香燥药物伤阴。诸药合用，功效卓著。

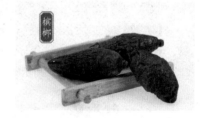

槟榔

芍药甘草汤

【组成】芍药9克，甘草6克。

【用法】上药水煎服。

【功效】和营散逆，缓急止痛。

【主治】胃气不和腹中痛，或发汗后脚挛急等。

黄芩加半夏生姜汤

【组成】半夏9克，生姜3片。

【用法】上药水煎服。

【功效】降逆止呕，清热止痢。

【主治】黄芩汤证兼见呕吐痰水者。

加味逍遥散

【组成】柴胡、当归、白芍、茯苓、白术各30克，炙甘草15克，牡丹皮、栀子各适量。

【用法】匀为细末，制成小丸，服法同逍遥丸。

【功效】养血疏肝，益气健脾，和胃清热。

【主治】月经不调，经期吐衄。

休疟饮

【组成】何首乌、人参各9～30克，当归6～9克，白术9克，甘草3克，煨生姜3片。

【用法】上药水煎服。

【功效】治疗虚疟，健脾养血。

【主治】疟疾使用发散剂过多，以致脾气虚弱者。

追疟饮

【组成】何首乌30克，甘草6克，当归、半夏、青皮、陈皮、柴胡各9克。

【用法】上药水煎服。

【功效】养血截疟。

【主治】久疟不止，气血不甚虚弱者。

木贼煎

【组成】木贼、厚朴、青皮各9克，苍术、槟榔各3克，半夏12克。

【用法】上药水煎服。

【功效】燥湿化痰，散风解郁。

【主治】体质强壮、多湿多痰之实疟。

四兽饮

【组成】人参、茯苓、白术、甘草、半夏、陈皮、乌梅、草果、生姜、大枣各适量。

【用法】上药水煎服。

【功效】补脾祛痰截疟。

【主治】脾虚痰湿之久疟。

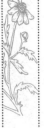

《汤头歌诀》白话精解

六、表里之剂

三黄石膏汤

三黄石膏芩柏连，栀子麻黄豆豉全；
姜枣细茶煎热服，表里三焦热盛宣。

《伤寒六书》（陶节庵）

【组成】石膏30克，黄连、黄柏、黄芩各6克，香豉、栀子、麻黄各9克，生姜3片，大枣1枚，细茶叶1撮。

【用法】上药水煎服。

【功效】发汗解表，清热解毒。

【主治】伤寒温毒，狂叫欲走，壮热无汗，面赤鼻干，身体沉重拘急，牙齿干燥，神昏谵语，脉滑数或发斑，重型感冒、流感、斑疹伤寒等高热无汗者也可用，亦可用于急性传染性肝炎而身热黄疸者，可加茵陈、龙胆等。

【药理分析】表证未解，三焦热盛，为本方主证。方中麻黄发

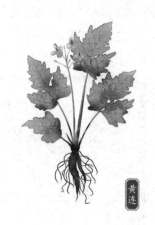

黄连

汗解表，石膏、黄芩清热除烦。黄连、黄柏、栀子助石膏、黄芩清三焦实火，香豉助麻黄祛除表邪。生姜、大枣、细茶叶调和营卫，益气和中。诸药合用，功效卓著。

大柴胡汤

大柴胡汤用大黄，枳实芩夏白芍将；
煎加姜枣表兼里，妙法内攻并外攘；
柴胡芒硝义亦尔，仍有桂枝大黄汤。

《金匮要略》（张仲景）

【组成】柴胡、生姜各15克，黄芩、芍药、枳实各9克，大黄6克，大枣5枚。

【用法】水煎温服。

【功效】内泻热结，和解少阳。

【主治】少阳、阳明合病。症见往来寒热，胸胁苦满，呕吐不止，郁闷微烦，心下满痛或心下痞硬，大便不解或肋热下利，舌苔黄，脉弦有力。

【药理分析】少阳、阳明合证为本方主证。方中柴胡、黄芩为和解少阳要药。大黄、枳实泻阳明热结，除心下痞硬。芍药缓急止痛。生姜降逆止呕。大枣和生姜调和营卫。诸药配合，外解少阳，内泻热结，表里双解。

五 积 散

五积散治五般积，麻黄苍芷归芍芎；
枳桔桂姜甘茯朴，陈皮半夏加姜葱；
除桂枳陈余略炒，熟料尤增温散功；
温中解表祛寒湿，散痞调经用各充。

《太平惠民和剂局方》

【组成】白芷、川芎、炙甘草、茯苓、当归、肉桂、芍药、半夏各90克，陈皮、枳壳、麻黄各180克，苍术720克，干姜、厚朴各120克，桔梗360克。

【用法】研成粗末，每次9克，加生姜3片，葱白3茎同煎热服。或按用量比例水煎服。

【功效】顺气化痰，解表温里，活血消积。

【主治】内伤生冷，外感风寒。症见身热无汗，头痛身疼，项背拘急，胸满恶食，呕吐腹痛，以及妇女气血不和，心腹疼痛，月经不调等。

【药理分析】外感风寒，内伤生冷为本方主证。方中麻黄、白芷、苍术发汗祛湿解表；干姜、肉桂温里祛寒；厚朴、陈皮、半夏、茯苓燥湿健脾，理气化痰；当归、芍药、川芎养血和血，调经止痛；桔梗与枳壳同用，升降气机，消除痞满；炙甘草和中益气，调和诸药，为使药。

大羌活汤

大羌活汤即九味，己独知连白术暨；
散热培阴表里和，伤寒两感差堪慰。

《此事难知》（王好古）

【组成】防己、独活、羌活、黄连、苍术、炙甘草、白术、防风、细辛、黄芩各9克，知母、川芎、生地黄各30克。

【用法】共研粗末，水煎服。

【功效】清热养阴，发汗解表，散风寒湿。

【主治】表里双感。头痛发热无汗，四肢关节酸痛，项背强痛，口干烦满而渴，舌苔白腻，脉浮或滑，也可用于重感冒及流行性感冒发热，风湿性关节炎疼痛者，老弱孕妇慎用。

【药理分析】外感风寒湿邪为其主证。方中羌活、独活同用，散寒祛湿；防风、苍术、防己、细辛、川芎发汗解表；黄连、黄芩清热燥湿；知母、生地黄清热滋阴；白术健脾益气，固护中焦；甘草益气和胃，调和诸药。诸药配合，表里同治，汗不伤正，燥不伤阴。

葛根黄芩黄连汤

葛根黄芩黄连汤，甘草四般治二阳；
解表清里兼和胃，喘汗自利保平康。

《伤寒论》（张仲景）

【组成】葛根9克，炙甘草、黄芩、黄连各6克。

【用法】上药水煎服。

【功效】发散肌表，解表清热。

【主治】表证未解，热邪入里。症见身热，下利臭秽，肛门灼热，胸脘烦热，口干作渴，喘而汗出，苔黄，脉数。

【药理分析】表证未解，里热已炽为本方主证。方中葛根既可解表清热，又能升阳止利。黄芩、黄连清热燥湿，厚肠止利。

甘草甘缓和中，调和诸药。诸药　合用，功效卓著。

参苏饮

参苏饮内用陈皮，枳壳前胡半夏宜；

干葛木香甘桔茯，内伤外感此方推；

参前若去芎柴入，饮号芎苏治不差；

香苏饮仅陈皮草，感伤内外亦堪施。

《易简方》（王硕藏）

【组成】人参、紫苏叶、葛根、前胡、半夏、茯苓各6克，陈皮、甘草、桔梗、枳壳、木香各4克，姜3片，大枣3枚。

【用法】上药水煎服。

【功效】益气解表，宣肺化痰。

【主治】虚人外感风寒，内有痰饮。症见恶寒发热，无汗，头痛，鼻塞，咳嗽痰白，胸膈满闷，倦怠无力，气短懒言，舌苔白，脉弱。

【药理分析】方中紫苏叶、葛根外散风寒，解肌透邪；半夏、

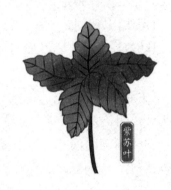

紫苏叶

陈皮、茯苓、前胡、桔梗、枳壳化痰理气，升降气机；木香醒脾畅中；人参益气扶正祛邪；甘草益气和胃，调和诸药。诸药配合，益气解表，理气化痰。

防风通圣散

防风通圣大黄硝，荆芥麻黄栀芍翘；

甘草芎归膏滑石，薄荷芩术力偏饶；

表里交攻阳热盛，外科疡毒总能消。

《宣明论方》（刘完素）

【组成】防风、荆芥、连翘、麻黄、薄荷、川芎、当归、白芍、栀子、大黄、芒硝、白术各15克，石膏、黄芩、桔梗各30克，甘草60克，滑石90克。

【用法】共研为粗末，每次9克，加生姜3片，水煎服。或作丸剂，每次6克，每日2次。

【功效】疏风解表，泻热通便。

【主治】表里俱实，风热壅盛。症见憎寒壮热，头目昏眩，目赤睛痛，咽喉不利，口苦口干，胸膈痞闷，咳呕喘满，涕唾稠黏，大便秘结，小便赤涩。并治疮疡肿毒，肠风痔漏，丹斑瘾疹等。

【药理分析】外有风寒化热，内有里热结实，为本方主证。方中防风、荆芥、麻黄发汗解表，使邪从汗解；石膏清泻肺胃；大黄泻热通便；薄荷、连翘助君药疏风解表；黄芩、栀子助石膏清上焦热；芒硝助大黄破结通便；川芎、当归、白芍活血和营；白术健脾燥湿；桔梗载药上行；甘草益气和胃，调和诸药。诸药配合，汗不伤表，攻不伤里，内外分消，表里并治。

茵陈丸

茵陈丸用大黄硝，鳖甲常山巴豆邀；
杏仁栀豉蜜丸服，汗吐下兼三法超；
时气毒疠及疟痢，一丸两服量病调。

（王焘）

【组成】茵陈、芒硝、鳖甲、栀子、豆豉各60克，大黄1.5克，常山、杏仁各90克，巴豆30克。

【用法】研成细末，用白蜜做成梧桐子大丸剂，每服1丸。药后或吐，或下，或汗，即停服；若服后无效，可酌加用量。

【功效】攻下涌吐，发表散

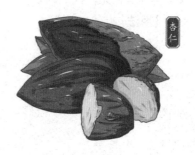

杏仁

邪，泄热荡实。

【主治】时行黄疸、疟疾、赤白下痢等，属里实兼表证者。

【药理分析】湿热内停，实热内结，外兼表邪，为本方主证。方中茵陈利湿清热，是治黄疸要药；常山引吐截疟；芒硝、大黄攻下实热；杏仁、豆豉解肌发汗；鳖甲滋阴，退阴血热，合常山可截疟；巴豆攻除脏腑冷积；栀子和豆豉可配常山吐疟痰。诸药合用，汗吐下兼备，尤以涌吐、攻下为甚。

附方

桂枝加大黄汤

【组成】大黄6克，桂枝、芍药、生姜各9克，炙甘草3克，大枣3枚。

【用法】上药水煎服。

【功效】内泻热结，外解太阳。

【主治】太阳病误下后，邪陷太阴，表证未罢，腹满疼痛，大便燥结者。

柴胡加芒硝汤

【组成】芒硝9克，柴胡、黄芩、半夏、生姜各3克，人参1克，炙甘草2克，大枣1枚。

【用法】上药水煎服。

【功效】和解少阳，内泻热结。

【主治】小柴胡汤证，而有腹中坚、大便燥结之症。或治大柴胡汤证误用泻下，肠津已伤，而里实未解者。

香苏饮

【组成】香附、紫苏叶各12克，炙甘草3克，陈皮6克。

【用法】加姜葱，水煎服。

【功效】理气解表。

【主治】四时感冒，头痛发热，或兼内伤，胸膈满闷，嗳气，不欲饮食等。

芎苏饮

【组成】紫苏叶、葛根、半夏、茯苓各6克，陈皮、甘草、桔梗、枳壳、木香各4克，川芎、柴胡各适量。

【用法】上药水煎服。

【功效】散风止痛，理气解表。

【主治】感受风寒，外有发热头痛恶寒，内有咳嗽吐痰等。

七、消补之剂

保 和 丸

保和神曲与山楂，苓夏陈翘菔子加；

曲糊为丸麦汤下，亦可方中用麦芽；

大安丸内加白术，消中兼补效堪夸。

《丹溪心法》（朱丹溪）

【组成】山楂90克，神曲30克，半夏、茯苓各45克，陈皮、连翘、炒莱菔子各15克。

【用法】上药研成细末，用神曲煮糊和丸如梧桐子大，每次6～9克，用炒麦芽煎汤送下。也可将麦芽30克研末，和在丸药内。或作汤剂，水煎服。

【功效】清热利湿，消食和胃。

【主治】一切食积。症见脘腹痞满胀痛，恶食呕吐，嗳腐吞酸，或大便泄泻，舌苔厚腻，脉滑等。

【药理分析】食积内停之脘痞腹胀，恶食嗳腐，舌苔厚腻，脉滑为本方主证。方中重用山楂，以消一切饮食积滞，尤善消肉食油腻之积；神曲消食健脾，善化酒食陈腐之积；莱菔子长于消谷面之积而下气；因食阻气机，胃失和降，故用半夏、陈皮行气化滞，和胃止呕；又食积易于生湿化热，用茯苓渗湿健脾，和中止泻；连翘清热而散结。

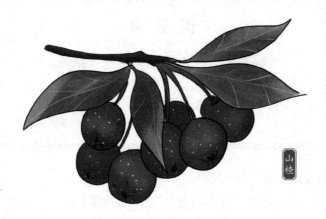

山楂

参苓白术散

参苓白术扁豆陈，山药甘莲砂薏仁；
桔梗上浮兼保肺，枣汤调服益脾神。

《太平惠民和剂局方》

【组成】人参、茯苓、白术、陈皮、山药、炙甘草各1 000克，白扁豆750克，莲子、砂仁、薏苡仁、桔梗各500克。

【用法】上药共研细末，每次6克，用大枣煎汤送下。

【功效】渗湿止泻，益气健脾，兼补肺。

【主治】脾胃虚弱夹湿。症见饮食减少，四肢乏力，便溏，或泻，或吐，形体消瘦，胸脘闷胀，舌苔白腻，脉细缓或虚缓等。

【药理分析】脾胃虚弱为本方主证，夹湿为本方兼证。方中人参大补元气，益气健脾；白术、茯苓、山药健脾益气，且白术可燥湿，茯苓渗湿，使湿有去路；莲子、白扁豆补脾止泻；薏苡仁渗湿健脾止泻；砂仁、陈皮醒脾和胃，行气化滞，且补气而不壅；桔梗为手太阴肺经引经药，可宣肺利气，以通调水道祛湿，又载药上行，达于上焦以益肺气，用大枣煎汤送服，也是因它有补养脾气的功能，均为方中佐药；炙甘草健脾和中，调和诸药。诸药合用，功效卓著。

健脾丸

健脾参术与陈皮，枳实山楂麦蘖随；
曲糊作丸米饮下，消补兼行胃弱宜；
枳术丸亦消兼补，荷叶烧饭上升奇。

《医方集解》

【组成】人参、土炒白术、陈皮、炒麦芽各60克，山楂45克，炒枳实90克。

【用法】上药共研细末，用

神曲煮糊做成丸药，如梧桐子大，每次9克，用米汤或温开水送下。

【功效】健脾消食，导滞泻热。

【主治】脾胃虚弱，饮食内停。症见食少难消，脘腹痞闷，体倦少气。

【药理分析】脾胃虚弱，饮食内停为本方的主证。方中人参益气健脾，以补脾虚；用麦芽消食积，健脾开胃；以白术助人参益气健脾；山楂、神曲助麦芽消食化滞以消食积；又佐以陈皮理气健脾和胃；枳实行气导滞，消积除痞。诸药相合，共成消补兼施之剂，使脾健食消。

平 胃 散

平胃散是苍术朴，陈皮甘草四般药；
除湿散满驱瘴岚，调胃诸方从此扩；
或合二陈或五苓，硝黄麦曲均堪着；
若合小柴名柴平，煎加姜枣能除疟；
又不换金正气散，即是此方加夏藿。

《太平惠民和剂局方》

【组成】苍术15克，厚朴、陈皮各9克，甘草4克。

【用法】上药共研细末，每次6克，加生姜2片、大枣2枚同煎，去姜枣，饭前服。或生姜、大枣煎汤送下。

【功效】行气和胃，燥湿运脾。

【主治】湿滞脾胃。症见脘腹胀满，不思饮食，口淡无味，呕吐泄泻，嗳气吞酸，肢体沉重，怠懒嗜卧，舌苔白腻而厚，脉缓等。常服可调气暖胃，化宿食，消痰饮，辟风寒冷湿四时非节之气。

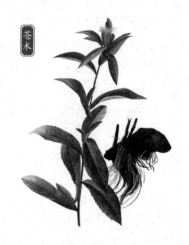
苍术

【药理分析】湿滞脾胃为本方主证。方中苍术燥湿运脾。厚朴燥湿运脾，且行气散满。陈皮理气健脾，燥湿化痰，助苍术、厚朴之功。生姜、大枣调和脾胃，助脾健运。甘草益气和中，调和诸药。诸药合用，功效卓著。

枳实消痞丸

枳实消痞四君全，麦芽夏曲朴姜连；
蒸饼糊丸消积满，清热破结补虚痤。

《兰室秘藏》（李东垣）

【组成】枳实、黄连各15克，半夏曲、人参各9克，白术、茯苓、炙甘草、麦芽各6克，干姜3克，厚朴12克。

【用法】上药共研细末，用汤浸蒸饼成糊与药末和匀做成如梧桐子大的丸药，每次6～9克，温开水送下，每日2次。亦可做汤剂，水煎服。

【功效】消痞除满，健脾和胃。

【主治】寒热互结，脾虚气滞。症见心下痞满，不欲饮食，或胸腹痞胀，倦怠乏力，食少不化，大便不调等。

【药理分析】中脘气滞痞满为本方主证。方中枳实行气消痞。厚朴行气燥湿除满。两药相配，加强消痞除满之效。黄连清热燥湿而除痞；半夏曲温胃化痰，散结和胃；干姜温中祛寒；三药相合，辛开苦降，调其寒热，助枳、朴行气消痞。麦芽消食去滞；人参、白术、茯苓、炙甘草（即"四君子汤"）益气健脾，加强脾胃消化吸收功能。炙甘草有调和诸药之用。制丸用蒸饼，乃因其是用面发酵后制成的，能养脾胃，助消化。诸药相合，有消积除满、清热破结、补虚的功效。

葛花解酲汤

葛花解酲香砂仁，二苓参术蔻青陈；
神曲干姜兼泽泻，温中利湿酒伤珍。

《兰室秘藏》（李东垣）

【组成】葛花、砂仁、白豆蔻各15克，木香、白茯苓、猪苓、人参、陈皮各5克，青皮9克，白术、神曲、干姜、泽泻各6克。

【用法】上药共研极细末和匀，每次用白开水调服。

【功效】理气健脾，分消酒湿。

【主治】湿伤脾胃，饮酒过度。症见胸膈痞闷，眩晕呕吐，饮食减少，身体疲倦，小便不利，或泄泻。

【药理分析】饮酒过度，酒湿停积为本方主证。方中甘平无毒能解酒的葛花，使湿热从肌表而出；用神曲解酒消食；砂仁、白蔻行气醒脾和中，开胃消食；猪苓、茯苓、泽泻淡渗利湿，使湿热从小便去。上药相配，使酒湿从内外分消。又佐以陈皮、木香、青皮理气化滞；干姜温中；人参益气健脾；白术健脾燥湿。诸药合用，功效卓著。

鳖甲饮子

鳖甲饮子治疟母，甘草芪术芍芎偶；
草果槟榔厚朴增，乌梅姜枣同煎服。

《重订严氏济生方》（严用和）

【组成】鳖甲（醋炙）、白术（土炒）、川芎（酒炒）、白芍、槟榔、草果、厚朴、陈皮、甘草各9克，黄芪5克，生姜3片，大枣1枚，乌梅少许。

【用法】上药水煎服。

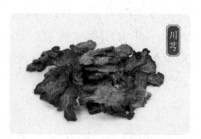

川芎

【功效】软坚散结，行气活血，祛湿消痕。

【主治】疟母。症见疟疾日久不愈，胁腹胀痛，胁下结块。以及痕积结于胁下，腹中疼痛，肌肉消瘦，饮食减少，疲乏无力等。

【药理分析】疟母为本方的主证。方中鳖甲咸寒入肝，软坚散结消痕，又滋阴补虚清热；川芎行气活血；槟榔行气攻积；草果燥湿散寒，除痰截疟；陈皮、厚朴燥湿除满，下气消痰；黄芪、白术、甘草益气健脾，使气旺以促血行；白芍益阴养血柔肝；加姜、枣调补脾胃，以助生化之源；少许乌梅，与芍药、甘草相配，可酸甘化阴，又能引药入肝，以除瘀结。诸药相配，使气畅血行，湿去痰消，攻邪而不伤正，扶正以助除疟母。

附方

大安丸

【组成】白术60克，山楂90克，炒神曲、茯苓、半夏各30克，陈皮、炒莱菔子、连翘各15克。

【用法】上药共研为细末，水煎服。

【功效】消食健脾。

【主治】饮食不消，气虚邪微，以及小儿食积兼脾虚者。大安丸较保和丸多白术一味，消中兼补，即消食中兼有健脾之功，适用于食积兼有脾虚者，对于小儿食积用之尤宜。而保和丸但消不补，宜于食积内停、正气未伤者。

枳术丸

【组成】枳实30克，白术60克。

【用法】二药同研为极细末，用荷叶裹包陈米烧饭为丸，如梧桐子大，每次6～9克，白开水送下。

【功效】健脾消痞。

【主治】脾虚气滞，饮食停聚。症见胸脘痞满，不思饮食。

胃苓汤

【组成】猪苓、茯苓、泽泻、白术、桂枝各适量。

【用法】水煎服。每次6～9克，每日2次，温开水送下。

【功效】行气利水，祛湿和胃。

【主治】夏秋之间，停饮夹食，脾胃伤湿，浮肿泄泻的实证。

不换金正气散

【组成】即本方加藿香、半

夏，等分为末。

【用法】每次6～9克，用生姜3片、大枣2枚同煎，去滓，食前稍热服。

【功效】和胃止呕，行气化湿。

【主治】四时伤寒瘟疫时气（感受四时不正之气），腰背拘急，咳嗽痰涎，霍乱吐泻等证。

柴平汤

【组成】即本方合小柴胡汤。

【用法】上药水煎服。

【功效】祛湿和胃，和解少阳。

【主治】湿疟（疟疾夹有湿邪的病证）。症见一身尽痛，手足沉重，寒多热少，脉濡等。

平陈汤

【组成】半夏、橘红各15克，白茯苓9克，炙甘草5克，陈皮、苍术各适量。

【用法】上药水煎服。

【功效】理气化痰，燥湿健脾。

【主治】脾胃不和，痰湿中阻，胸膈痞闷，不思饮食，恶心呕吐，咳嗽等。

八、理气之剂

乌药顺气汤

乌药顺气芎芷姜，橘红枳桔及麻黄；
僵蚕炙草姜煎服，中气厥逆此方详。

《济生方》（严用和）

【组成】乌药、橘红各6克，麻黄（去根节）、川芎、白芷、枳壳、桔梗各4克，炮姜、僵蚕、炙甘草各2克，生姜3片，大枣1枚。

【用法】上药水煎服。

【功效】顺通气机，祛风化痰。

【主治】中气证。症见突然昏厥，不知人事，牙关紧急，四肢逆冷，脉沉伏等。或中风而见遍身顽麻，骨节疼痛，步履艰难，语言謇涩，口眼㖞斜，喉中气急有痰者。

【药理分析】中气证（大怒引动肝气上逆）为本方的主证。方中乌药通调逆气；橘红、枳壳理气，以调顺逆气；麻黄、桔梗宣通肺气，与枳壳相配，升降并用，调畅气机；白芷散风；川芎行气活血，祛风止痛；气逆会生痰，故用僵蚕祛风化痰散结；炮姜温经通阳；生姜、大枣调和营卫；甘草调和诸药。诸药相配，共奏顺气祛风化痰之功。

苏子降气汤

苏子降气橘半归，前胡桂朴草姜依。
下虚上盛痰嗽喘，亦有加参贵合机。

《太平惠民和剂局方》

【组成】紫苏子、制半夏各9克，川当归、橘红各6克，前胡、厚朴各6克，肉桂3克，炙甘草6克。

【用法】上药共研成细末，每次6～9克，加生姜3片同煎温服。

【功效】祛痰止咳，降气平喘。

【主治】上实下虚。症见痰涎壅盛，胸膈满闷，喘咳短气，或腰疼脚软，肢体倦怠，或肢体浮肿，舌苔白滑或白腻等。

【药理分析】上实（痰涎壅肺，肺气上逆）为本方主证。方中紫苏子降气平喘，祛痰止咳。半夏降逆化痰；厚朴、橘红、前胡皆可下气消痰，降逆除满，四药合用，助紫苏子降气祛痰平喘，以治上实。肉桂温肾壮阳，纳气平喘；当归养血补肝，同肉桂以温补下虚，加生姜可散寒祛痰止咳。诸药相配，上下兼顾而以治上为主，使气降痰消，喘咳自平。阳气太虚者，可加入人参以大补元气，但量宜小。

四磨汤

四磨亦治七情侵，人参乌药及槟沉；
浓磨煎服调逆气，实者枳壳易人参；
去参加入木香枳，五磨饮子白酒斟。

《济生方》（严用和）

【组成】人参、乌药、槟榔、沉香各等分。

【用法】上药磨浓汁后和水煎三四沸，温服。

【功效】降逆宽胸，行气疏肝，兼益气。

【主治】肝气郁结，七情所伤，气逆不降。症见胸膈烦闷，上气喘急，心下痞满，不思饮食等。

【药理分析】肝气郁结，气逆不降为本方的主证。方中乌药行气疏肝解郁。沉香顺气降逆以平喘。槟榔行气化滞以除满。沉香、槟榔都能降气，配合上药调逆气。又恐三药耗损正气，故佐以人参益气扶正，使郁结散而正气不伤。诸药合用，功效卓著。

正气天香散

绀珠正气天香散，香附干姜苏叶陈；
乌药舒郁兼除痛，气行血活经自匀。

（罗知悌）

【组成】香附240克，乌药、紫苏叶、干姜、陈皮各30克。

【用法】上药研成细末，水煎服。

【功效】调经止痛，行气解郁。

【主治】女子肝郁气滞，郁气上冲心胸之间。症见胁肋刺痛，月经不调，乳房胀痛等。

【药理分析】肝郁气滞，郁气上冲为本方主证。方中香附理气解郁，调经止痛；乌药行气散郁止痛；陈皮理气解郁；紫苏叶助香附理血分之气；干姜温中散寒，通经活血止痛。诸药相配，使气行郁解，气行则血行。

补中益气汤

补中益气芪术陈，升柴参草当归身；
虚劳内伤功独擅，亦治阳虚外感因；
木香苍术易白术，调中益气畅脾神。

《脾胃论》（李东垣）

【组成】黄芪13克、炙甘草5克，人参、白术、当归各9克，橘皮、升麻、柴胡各6克。

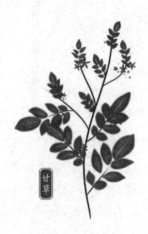
甘草

【用法】上药切碎，水煎1次，去渣，空腹稍热服。

【功效】补中益气，升阳固表。

【主治】脾胃气虚。症见饮食减少，少气懒言，体倦肢软，面色白，大便稀溏，脉大而虚软，气虚发热；症见身热，自汗，渴喜温饮，气短乏力，舌淡，脉虚大无力等。尚可见头痛恶寒，动即气喘，气虚下陷；症见脱肛，子宫脱垂，久泻久痢，便血崩漏等。

【药理分析】脾胃气虚，气虚发热及气虚下陷均为本方的主证。方中黄芪补中益气，升阳固表止汗。人参、白术益气健脾，补脾益肺固表。当归补血。橘皮理气健脾，且使补气不壅。使以升麻、柴胡升举下陷之清阳，炙甘草益气调药。诸药合用，使脾胃强健，中气充足，诸证自除。

四 七 汤

四七汤理七情气，半夏厚朴茯苓苏；
姜枣煎之舒郁结，痰涎呕痛尽能纾；
又有局方各四七，参桂夏草妙更殊。

《三因极一病证方论》（陈言）

【组成】半夏15克，厚朴9克，茯苓12克，紫苏叶6克。

【用法】上药切碎，加水煎服。

【功效】降逆化痰，行气解郁。

【主治】痰涎结聚，七情气郁。症见咽中如有物阻，咯吐不出，吞咽不下，胸满喘急，或咳或呕，或攻冲作痛。

【药理分析】气郁为本方的主症。方中用半夏降逆化痰，散结开郁，且又可和胃止呕。厚朴下气除满。茯苓健脾渗湿，以杜生痰之源，助半夏化痰祛湿。紫苏叶质轻辛温，芳香疏散，可宽中散邪解郁，升降并用，有利于气机条畅，更有宽胸畅中，行气解郁之功。诸药合用，功效卓著。

定 喘 汤

定喘白果与麻黄，款冬半夏白皮桑；
苏杏黄芩兼甘草，肺寒膈热喘哮尝。

《摄生众妙方》（张时彻）

【组成】白果、麻黄、款冬花、半夏、桑白皮各9克，紫苏子、杏仁、黄芩各6克，甘草3克。

【用法】上药水煎服。

【功效】祛痰平喘，宣肺定喘。

【主治】痰热内蕴，风寒外束。症见哮喘咳嗽，痰多气急，痰稠色黄，或有恶寒发热，舌苔黄腻，脉滑数。

【药理分析】肺气失宣，外感风寒，气逆哮喘为本方主证。痰热内蕴为本方的兼证。方中麻黄解表散寒，宣肺平喘。白果涩收苦降，敛肺气定痰喘，与麻黄相配，一散一收，既加强平喘之功，又可防麻黄耗散肺气；紫苏子、杏仁、半夏、款冬花降气平喘，止咳祛痰，与麻黄相伍，则宣降并用调畅气机。桑白皮、黄芩清热泻肺，止咳平喘。诸药合用，使肺中风寒解散，壅塞宣通，痰热得清，则哮喘可平。

旋覆代赭汤

旋覆代赭用人参，半夏甘姜大枣临；
重以镇逆咸软痞，痞硬噫气力能禁。

《伤寒论》（张仲景）

【组成】赭石、人参、炙甘草各6克，旋覆花、半夏各9克，生姜12克，大枣4枚。

【用法】赭石打碎先煎（20分钟），再放入余6味药，旋覆花布包煎，用水煎，分3次温服。

【功效】益气和胃，降气化痰。

【主治】痰浊内阻，胃气虚弱。症见心下痞硬，噫气不除，舌苔白滑，脉弦而虚等。

【药理分析】痰浊内阻，胃气上逆为本方的主证，胃气虚弱为兼证。方中旋覆花性味咸温，能下气消痰涎，降逆以除噫，软痞硬；赭石苦寒，体重而沉降，善镇逆气上冲，降逆而止呕噫；生姜、半夏温胃化痰消痞，和胃降逆止呕；人参、甘草、大枣甘温益气而补虚。诸药合用，使痰浊得消，胃虚得补，气逆得降，则心下痞硬得除，噫气自止。

橘皮竹茹汤

橘皮竹茹治呕呃，参甘半夏枇杷麦；
赤茯再加姜枣煎，方由金匮此加辟。

《济生方》（严用和）

【组成】橘皮、竹茹、制半夏、枇杷叶、麦冬、赤茯苓各30克，人参、甘草各15克，生姜5片，大枣3枚。

【用法】上药共研粗末，每次12克，去滓温服，不拘时候。

【功效】清热和胃，降逆止呃。

【主治】胃虚有热。症见口渴，干呕呃逆等。

【药理分析】胃热呃逆为本方主证，胃虚为本方兼证。方中橘皮理气和胃以止呃；竹茹甘寒清热安胃，降逆止呕；枇杷叶助竹茹清降胃热，降逆止呕呃；半夏、生姜和胃降逆止呕呃（生姜为止呕圣药）；麦冬养胃阴，清虚热；人参、大枣、甘草益气补虚和胃；赤茯苓降心火而清虚热。诸药合用，功效卓著。

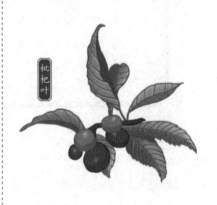

枇杷叶

丁香柿蒂汤

丁香柿蒂人参姜，呃逆因寒中气伤；
济生香蒂仅二味，或加竹橘用皆良。

《症因脉治》（秦景明）

【组成】丁香6克，柿蒂7克，人参3克，生姜6克。

【用法】上药水煎服。

【功效】益气和胃，温中降逆。

【主治】胃气虚寒。症见呃逆不已，胸痞脉迟等。

【药理分析】胃寒呃逆为本方的主证。胃气虚为本方的兼证。方中丁香温胃散寒，降逆止呃；柿蒂性温而苦涩，善降逆气，止呃逆，二药相配，温中降逆，治

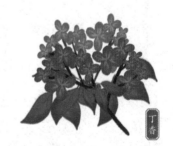

丁香

胃寒呃逆。生姜温胃散寒，降逆和胃。人参益气补虚。诸药相合，使胃寒去，逆气降，胃虚复，则呃逆自止。

越鞠丸

越鞠丸治六般郁，气血痰火湿食因；
芎苍香附兼栀曲，气畅郁舒痛闷伸；
又六郁汤苍芎附，甘苓橘半栀砂仁。

《丹溪心法》（朱丹溪）

【组成】川芎、苍术、香附、栀子、神曲各等分。

【用法】上药共研细末，用水做成丸药如绿豆大，每次6～9克，温开水送下。

【功效】疏肝理脾，行气解郁。

【主治】六郁证。症见胸膈痞闷，嗳腐吞酸，脘腹胀痛，恶心呕吐，饮食不消等。

【药理分析】气郁为本方主证。方中香附行气开郁，以治气郁。川芎为血中气药，行气活血，既助香附行气解郁，又可活血祛瘀，以治血瘀。苍术燥湿健脾，以治湿郁；栀子清热泻火，以治火郁；神曲消食和胃，以治食郁。痰郁多由气郁而湿聚痰生，亦与气、火、湿、食诸郁有关，诸药合用，气机流畅，五郁得解，痰郁自除。

瓜蒌薤白汤

瓜蒌薤白治胸痹，益以白酒温肺气；
加夏加朴枳桂枝，治法稍殊名亦异。

《金匮要略》（张仲景）

【组成】瓜蒌、薤白各12克，白酒60克。

【用法】三味药同煮，分服。

【功效】行气祛痰，通阳散结，理气止痛。

【主治】胸痹。症见胸部满

痛，甚至喘息咳唾，胸痛彻背，短气，舌苔白腻，脉沉弦或紧。

【药理分析】胸痹为本方的主证。方中瓜蒌理气宽胸，涤痰散结。薤白温通滑利，通阳散结，行气止痛。两药相配，一祛痰结，一通气机，为治胸痹之要药。佐以辛散温通的白酒，行气活血，助药力上行，且温肺气，增强薤白行气通阳之功。三药合用，共奏通阳散结、行气祛痰之效。使胸中阳气宣通，痰浊消而气机畅，则胸痹证可除。

苏合香丸

苏合香丸麝息香，木丁薰陆气同芳；
犀冰白术沉香附，衣用朱砂中恶尝。

《太平惠民和剂局方》

【组成】苏合香油入安息香膏内，冰片、薰陆香各30克，麝香（研）、安息香（用好黄酒1升熬膏）、青木香、丁香、犀角、白术、沉香、香附、白檀香、朱砂（研，水飞）、荜茇、诃子各60克。

【用法】上药研为细末，再和研匀（朱砂另研），将安息香膏和蜜与药末和匀，制成丸药如梧桐子大，用朱砂为衣，每次服4丸（3克），温开水化服送下，老人、小儿可服1丸，温酒化服也行（现均加适量炼蜜制成大蜜丸，每次1丸，温开水化服。小儿减半）。

【功效】行气温中，芳香开窍。

【主治】中寒气闭，中恶客忤。症见突然昏倒，不省人事，苔白脉迟，牙关紧闭，或心腹卒痛，甚则昏厥，或痰壅气阻，突然昏倒等。

【药理分析】气郁闭阻，蒙蔽神明为本方的主证。方中苏合香辛散温通，芳香辟恶，通窍开郁；麝香、安息香均辛温芳香，辟恶开窍，行气解郁。冰片芳香走窜，开窍醒神；白檀香、木香、沉香、香附、丁香行气解郁，芳香辟秽，散寒止痛。荜茇辛热，温中散寒；白术补气健脾，燥湿化浊；犀角清心解毒；

朱砂镇心安神；诃子收涩敛气，防诸香药辛散走窜，耗散正气。

诸药相合，是治疗脏腑中恶气闭的有效方剂。

丹参饮

丹参饮里用檀砂，心胃诸痛效验赊；
百合汤中乌药佐，专除郁气不须夸。

《时方歌括》

【组成】丹参20克，檀香、砂仁各5克。

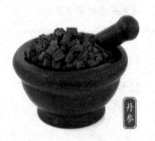

丹参

【用法】上药水煎服。

【功效】行气止痛，活血祛瘀。

【主治】气血瘀滞互结的心胃诸痛。

【药理分析】血瘀为本方的主证。气滞为本方的兼证。方中丹参活血祛瘀。檀香、砂仁行气宽中而止痛。三药合用，使瘀去气行，气血通畅，则疼痛自止。

附方

局方四七汤

【组成】人参、肉桂、炙甘草各30克，半夏150克。

【用法】共研粗末，每次9克，加生姜3片，同煎温服。

【功效】散结化痰，温中解郁。

【主治】痰涎结聚，七情气郁，虚冷上气。症见心腹绞痛，膨胀喘急，不思饮食等。

丁香柿蒂竹茹汤

【组成】丁香3克，柿蒂、竹茹各9克，陈皮3克。

【用法】上药水煎服。

【功效】温中降逆，化痰和胃。

【主治】胃寒气郁有痰之呃逆。丁香柿蒂竹茹汤即柿蒂汤加竹茹、陈皮而成。二方均可治胃寒气郁之呃逆，都有良好的效果。不同点在于丁香柿蒂竹茹汤兼有化痰之功，故对气郁有痰之呃逆更为合适。

柿蒂汤

【组成】丁香、柿蒂各30克。

【用法】两药共研末，每次12克，加生姜5片，水煎服。

【功效】温中降逆。

【主治】呃逆不止，胃寒气郁。

六郁汤

【组成】川芎、醋炒香附、赤茯苓、陈皮、制半夏、栀子各3克，苍术、砂仁、甘草各1.5克。

【用法】诸药切细，作一服，加生姜3片，水煎服。

【功效】祛湿化痰，行气解郁。

【主治】与越鞠丸相同。

枳实薤白桂枝汤

【组成】枳实、厚朴、瓜蒌各12克，薤白9克，桂枝6克。

【用法】上药，以水5升，先煮枳实、厚朴，取2升，去滓，放入诸药，煮数沸，分3次温服。

【功效】通阳散结，下气祛痰。

【主治】胸痹，气结在胸。症见胸满而痛，甚或胸痛彻背，喘息咳唾，短气，气从胁下上抢心，舌苔白腻，脉沉弦或紧。

瓜蒌薤白半夏汤

【组成】瓜蒌子、半夏各12克，薤白9克，白酒适量。

【用法】上药同煮，取4升，温服1升，每日3服。

【功效】祛痰宽胸，通阳散结。

【主治】胸痹而痰浊较甚。症见胸中满痛彻背，背痛彻胸，不得安卧等。

金铃子散

【组成】川楝子（金铃子）、延胡索各30克。

【用法】共研细末，每次服9克，酒调下。

【功效】活血止痛，行气疏肝。

【主治】肝郁有热。症见心腹胁肋诸痛，时发时止，口苦，舌红，苔黄，脉弦数等。

百合汤

【组成】百合30克，乌药9克。

【用法】上药水煎服。

【功效】理气止痛。

【主治】气郁所致心胃疼痛。

九、理血之剂

四 物 汤

四物地芍与归芎，血家百病此方通；
八珍合入四君子，气血双疗功独崇；
再加黄芪与肉桂，十全大补补方雄；
十全除却芪地草，加粟煎之名胃风。

《太平惠民和剂局方》

【组成】熟地黄、当归、白芍、川芎各9克。

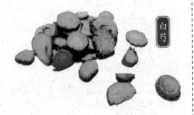

白芍

【用法】上药研为粗末，每次9克，水煎去渣，空腹热服。

【功效】滋阴养血，补血调血，行瘀通滞。

【主治】营血虚滞。症见心悸失眠，头晕目眩，唇爪无华，妇女月经不调，量少或经闭不行，脐腹作痛，舌质淡，脉细弦或细涩。

【药理分析】血虚为本方的主证。血滞为本方的兼证。方中熟地黄滋阴补血。当归补血，且能活血而行滞，是妇科调经的要药。白芍敛阴养血柔肝，川芎行气活血。诸药合用，既可补血，又能行血，补而不滞，行而不破，补中有散，散中有收，共成补血调血的良方。

养 心 汤

养心汤用草芪参，二茯芎归柏子寻；
夏曲远志兼桂味，再加酸枣总宁心。

《仁斋直指方论》（杨士瀛）

【组成】炙甘草12克，炙黄芪、白茯苓、茯神、川芎、当归、半夏曲各15克，人参、柏子仁、远志、肉桂、五味子、酸枣仁各3克。

【用法】上药共为粗末，每次9克，加生姜5片，大枣2枚，水煎服。

【功效】补血养心。

【主治】心虚血少。症见心神不宁，怔忡惊惕等。

【药理分析】心虚血少，心神不宁为本方的主证。方中当归补血养心。人参、黄芪补益心气，且益气补脾，使气血生化有源，则心血虚得补；酸枣仁、柏子仁补血养心安神。茯苓、茯神补益心脾，宁心安神；远志安神益智；半夏曲去痰涎；川芎行气活血；五味子收敛心气，防止心气耗散；肉桂与人参、黄芪、当归等补气补血药相配，可温化阳气，鼓舞气血生长，加强补血养心之功。炙甘草益气补心，调和诸药。诸药合用，共奏补血宁心之功。

咳 血 方

咳血方中诃子收，瓜蒌海石山栀投；
青黛蜜丸口噙化，咳嗽痰血服之瘳。

《丹溪心法》（朱丹溪）

【组成】青黛、诃子各6克，瓜蒌子、海浮石、炒栀子各9克。

【用法】上味药共研细末，用白蜜和生姜汁做成丸，含在口中化服。

【功效】化痰止咳，清肝宁肺。

【主治】肝火灼肺之咳血证。症见咳嗽痰稠带血，咯吐不爽，心烦易怒，胸胁作痛，颊赤便秘，舌红苔黄，脉弦数等。

【药理分析】肝火犯肺为本方的主证。肺津受灼为痰是本方的兼证。方中青黛清肝泻火凉血；栀子清泻心肺之火，凉血除烦，且导热下行。瓜蒌子清热化痰，润肺止咳；海浮石清肺降火，软坚化痰。诃子敛肺气止咳，又能下气降火。诸药相合，共奏清肝宁肺之功。使肝火得清，火不犯肺，肺润痰化，咳嗽痰血自愈。

槐花散

槐花散用治肠风，侧柏黑荆枳壳充；
为末等分米饮下，宽肠凉血逐风功。

《本事方》（许叔微）

【组成】槐花、侧柏叶各12克，荆芥穗（炒黑）、枳壳各6克。

【用法】上药研成细末，用清米汤调服6克，饭前空腹服。若作汤剂，水煎服。

【功效】疏风理气，清肠止血。

【主治】肠风脏毒下血。症见便前出血，或便后出血，或粪中带血，以及痔疮出血，血色鲜红或晦暗（脏毒下血则晦暗），舌红，脉数等。

【药理分析】肠风便血为本方的主证。方中用槐花苦寒入大肠经，专泻热清肠，凉血止血。侧柏叶助槐花凉血止血；荆芥穗（炒黑），疏大肠之风并入血分而止血。枳壳下气宽肠，使大肠风热下行。诸药合用，既能凉血止血，又能宽肠疏风下行。

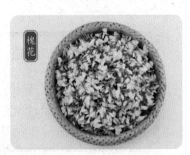

槐花

小蓟饮子

小蓟饮子藕蒲黄，木通滑石生地裹；
归草黑栀淡竹叶，血淋热结服之良。

《济生方》（严用和）

【组成】小蓟、藕节、蒲黄、木通、滑石、当归、炙甘草、栀子（炒黑）、淡竹叶各15克，生地黄120克。

【用法】上药研成粗末，每次用12克，水煎，去渣温服，饭前空腹服用。

【功效】利尿通淋，凉血止血。

【主治】下焦热结之血淋、尿血。症见尿中带血，小便频数，赤涩热痛，舌红脉数等。

【药理分析】下焦热结之血淋、尿血为本方的主证。方中小蓟凉血止血。生地黄凉血止血，养阴清热；蒲黄、藕节凉血止血，并能消瘀，使血止而不留瘀血。

上药相配，加强凉血止血之功。滑石、淡竹叶、木通清热利尿通淋；栀子泻三焦之火，导热从小便去；当归养血和血，能引血归经，且防诸药寒凉太过，与生地黄相合，又防利尿伤阴。诸药相合，于凉血止血中寓以化瘀，泻火通淋中寓以养阴，用治下焦热结所致的血淋、尿血，其效甚佳。

当归四逆汤

当归四逆桂枝芍，细辛甘草木通着；
再加大枣治阴厥，脉细阳虚由血弱；
内有久寒加姜茱，发表温中通经脉；
不用附子及干姜，助阳过剂阴反灼。

《伤寒论》（张仲景）

【组成】当归12克，桂枝、芍药各9克，细辛1.5克，炙甘草5克，木通3克，大枣8枚。

【用法】上药水煎，分3次温服。

【功效】养血复脉，温经散寒。

【主治】阳气不足而又血虚，外受寒邪。症见手足厥冷，舌淡苔白，脉细欲绝或沉细。亦可治寒入经络而致腰、股、腿、足疼痛。

【药理分析】阳虚血弱，经脉受寒为本方的主证。方中当归辛甘温，补血和血，畅通血行；桂枝辛甘温，温阳散寒，温经通脉，以祛经脉中的寒邪。芍药酸苦微寒，养血和营，与当归相合，以补血虚；细辛助桂枝温经散寒；炙甘草、大枣益气补脾，以资气血生化之源，使血虚得补。且甘草合桂枝，又辛甘化阳，加强桂枝温阳散寒之力，甘草合芍药，则酸甘化阴，加强芍药补血养阴之效；木通通血脉，利关节，又防桂枝、细辛辛燥伤阴。甘草兼有调药使药之用。诸药合用，共奏温经散寒、养血通脉之功。

犀角地黄汤

犀角地黄芍药丹，血升胃热火邪干；
斑黄阳毒皆堪治，或益柴芩总伐肝。

《备急千金要方》（孙思邈）

【组成】犀角1.5～3克，生地黄30克，芍药12克，牡丹皮9克。

【用法】上药水煎，分3次服。

【功效】清热解毒，凉血散瘀。

【主治】伤寒温病，热入血分证。症见身热谵语，昏狂发斑，斑色紫黑，舌绛起刺，脉细数；热伤血络，迫血妄行。症见吐血、衄血、便血、溲血（尿血），舌红绛，脉数等；蓄血留瘀。症见善忘如狂，漱水不欲咽，大便色黑易解等。

【药理分析】热入血分，迫血妄行为本方的主证。方中犀角咸苦寒，归心、肝、胃经，善清心、肝、胃三经血分实热而凉血解毒。生地黄甘寒，凉血止血，清热养阴。芍药（以赤芍为宜）、牡丹皮清热凉血，活血散瘀，使血止而不留瘀血，且化斑。诸药相配，共奏清热解毒，凉血散瘀之功。

人参养荣汤

人参养营即十全，除却川芎五味联；
陈皮远志加姜枣，脾肺气血补方先。

《太平惠民和剂局方》

【组成】白芍90克，当归、陈皮、黄芪、桂心、人参、白术、炙甘草各30克，熟地黄、五味子、茯苓各20克，远志15克。

【用法】上药研成粗末，每次12克，加生姜3片、大枣2枚同煎，去渣温服。

【功效】养心安神，益气补血。

【主治】脾肺气虚，积劳虚损，营血不足。症见呼吸少气，行动喘息，心虚惊悸，咽干唇燥，饮食无味，体倦肌瘦，身热自汗，毛发脱落等。

【药理分析】脾肺气虚，营血不足为本方的主证。方中人参大补元气，补脾气益肺气；白芍补血敛阴，两药相合，益气补血。黄芪助人参补脾益肺，且又固表止汗；白术助人参健脾益气，且又可燥湿，使脾健则气血生化有源。当归、熟地黄助白芍补血。

陈皮理气健脾，使补血不滞，补气不壅；茯苓健脾渗湿，且又宁心安神；五味子敛阴止汗，配合参、芪可益气固表，加强补肺养心的作用；远志养心安神；桂心补阳活血，与方中补气、补血药相伍，可温化阳气，鼓舞气血生长；生姜、大枣调补脾胃；炙甘草益气健脾，且调和诸药，有佐使之用。

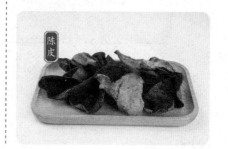

复 元 活 血 汤

复元活血汤柴胡，花粉当归山甲入；
桃仁红花大黄草，损伤瘀血酒煎祛。

《医学发明》（李东垣）

【组成】柴胡15克，天花粉、当归各9克，穿山甲（炮）、红花、甘草各6克，桃仁（去皮尖）50个，大黄（酒浸）30克。

【用法】上药共研粗末，每次30克，水酒煎（水和酒比例为3：1），去滓，温热服。

【功效】疏肝通络，活血祛瘀。

【主治】跌打损伤，瘀血留于胁下。症见胁肋疼痛不可忍。

【药理分析】因损伤而瘀血留于胁下，胁下痛不可忍为本方的主证。故方中酒制大黄荡涤留瘀败血，引瘀血下行；柴胡归肝经，疏肝调气，使气行血活，且引诸药归肝经，与大黄相配，一升一降，调畅气机，更增强攻散胁下瘀血之功。当归、桃仁、红花活血祛瘀，消肿止痛。穿山甲破瘀通络；天花粉能入血分消瘀散结，又可清热润燥（因血瘀久化热）。甘草缓急止痛。加酒煎服能增强活血祛瘀之效。

归 脾 汤

归脾汤用术参芪，归草茯神远志随；
酸枣木香龙眼肉，煎加姜枣益心脾；
怔忡健忘俱可却，肠风崩漏总能医。

《济生方》（严用和）

【组成】白术、黄芪、茯神、酸枣仁、龙眼肉各30克，人参、当归、远志、木香各15克，炙甘草8克。

【用法】上药切碎，研成粗末，每次12克，加生姜5片，大枣1枚水煎，去滓温服。

【功效】健脾养心，益气补血。

【主治】劳伤心脾，思虑过度，心脾两虚，气血不足。症见心悸怔忡，健忘不眠，盗汗虚热，食少体倦，面色萎黄，舌质淡，苔薄白，脉细缓；脾虚不能统血。症见便血、崩漏，妇女月经超前，量多色淡，或淋漓不止，或带下等。

【药理分析】心脾两虚，气血不足，及脾不统血均为本方的主证。脾虚生湿，湿浊下注之带下为本方的兼证。方中人参、黄芪补脾益气，使气旺生血，气旺统血。当归、龙眼肉补血养心；白术健脾燥湿，与参、芪相配，加强补脾益气之功。酸枣仁、茯神、远志宁心安神；木香理气醒脾，使补气补血不壅滞，不碍胃；生姜、大枣调补脾胃，以资生化。炙甘草补气健脾，调和诸药为使药。诸药相合，共奏益气补血，健脾养心之功。但以益气健脾为主，使脾健气血生化有源，统血摄血有权。

桃仁承气汤

桃仁承气五般奇，甘草硝黄并桂枝；
热结膀胱少腹胀，如狂蓄血最相宜。

《伤寒论》（张仲景）

【组成】桃仁、大黄各12克，炙甘草、芒硝、桂枝各6克。

【用法】上药水煎，分3次温服。芒硝宜溶服。

【功效】破血下瘀。

【主治】下焦蓄血。症见少腹急结（即感拘急胀满），小便自利，大便色黑，谵语烦渴，甚则其人如狂，脉沉实或涩等。

【药理分析】血热互结而致下焦蓄血为本方的主证。方中用桃仁破血下瘀；大黄下瘀泄热，二药合用，瘀热并治。桂枝通行血脉，助桃仁活血祛瘀；芒硝泄热软坚，助大黄下瘀泄热，使瘀热从大便而去。炙甘草益气调药，缓诸药峻烈之性，使祛瘀而不伤正，为佐使药。诸药相配，使蓄血去，瘀热清，诸证自平。

秦艽白术丸

秦艽白术丸东垣，归尾桃仁枳实攒；
地榆泽泻皂角子，糊丸血痔便艰难；
仍有苍术防风剂，润血疏风燥湿安。

《兰室秘藏》（李东垣）

【组成】秦艽、桃仁、猪牙皂（皂角子，烧存性）各30克，白术、当归、枳实、泽泻各15克，地榆9克。

【用法】上药共研细末，和桃仁泥研匀，煎熟汤打面糊为丸，如芡实大，每次9～12克，空腹白开水送下。

【功效】疏风活血，润燥通便，止血。

【主治】血痔、痔漏。症见有脓血，大便燥结，痛不可忍等。

【药理分析】血痔便秘为本方的主证。方中秦艽散风除湿，兼能利二便，导湿热从二便而去；桃仁活血祛瘀，又润肠通便。猪牙皂润燥滑肠通便；当归助桃仁活血祛瘀，润肠通便；地榆清热凉血止血。白术健脾燥湿；枳实下气破结，通大便，畅气机，气行则血行，有助活血祛瘀消痔；泽泻渗利湿热，导湿热从小便去。诸药相合，共奏疏风活血，润燥通便，止痛止血之功。

四 生 丸

四生丸用三般叶，侧柏艾荷生地协；
等分生捣如泥煎，血热妄行止衄惬。

《妇人良方》（陈自明）

【组成】生侧柏叶、生地黄各12克，生艾叶、生荷叶各9克。

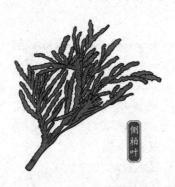

侧柏叶

【用法】上4味药捣烂做成鸡子大的丸药，每次1丸，水煎服。亦可作汤剂，水煎服。

【功效】凉血止血。

【主治】血热妄行。症见吐血，衄血，血色鲜红，口干咽燥，舌红或绛，脉弦数等。

【药理分析】热入血分，迫血妄行的吐衄出血为本方的主证。方中侧柏叶凉血止血。生地黄清热凉血，养阴生津，兼防血热伤阴。生荷叶凉血化瘀，使止血不留瘀；生艾叶辛温而不燥，可止血祛瘀，与荷叶相配，既可增强本方止血之功，又可避免血止留瘀之弊。诸药合用，共奏凉血止血作用，使血清血宁，吐血、衄血可止。

癫狗咬毒汤

癫狗咬毒无妙方，毒传迅速有难当；
桃仁地鳖大黄共，蜜酒浓煎连滓尝。

《象山县验方》

【组成】桃仁（去皮尖）6克，土鳖虫（活去足，酒醉死）6克，大黄9克。

【用法】上3药共研细末，加白蜜9克，陈酒一碗煎，连滓服。

【功效】破血，逐瘀排毒。

【主治】被疯狗咬伤，狂犬病。

【药理分析】毒滞留血分为本方的主证。方中土鳖虫破血逐瘀而排毒；大黄荡逐瘀血毒邪。桃仁破血行瘀。白蜜益气补中，解毒，且缓三药峻烈之性，使逐瘀不伤正；陈酒行气活血，促进血行。诸药合用，破血逐瘀排毒，使毒瘀从二便排出，以免毒气攻心。

补阳还五汤

补阳还五赤芍芎，归尾通经佐地龙；
四两黄芪为主药，血中瘀滞用桃红。

《医林改错》（王清任）

【组成】赤芍6克，川芎3克，当归尾6克，地龙3克，黄芪120克，桃仁3克，红花3克。

【用法】上药水煎服。

【功效】活血，补气，通络。

【主治】气虚血滞，脉络瘀阻而致中风后遗症。症见半身不遂，口眼㖞斜，口角流涎，小便频数，或遗尿不禁，舌暗淡，苔白，脉缓等。

【药理分析】气虚血滞为本方的主证。瘀血阻络为本方的兼证。方中黄芪，大补脾胃之元气，使气旺以促血行，瘀去络通。当归尾活血，有祛瘀不伤好血之妙。川芎、赤芍、桃仁、红花活血祛瘀；地龙通经活络。诸药合用，使气旺血行，瘀去络通，活血不伤正，共奏补气、活血、通络之功，故对气虚不能行血而致半身不遂、口眼㖞斜有一定疗效。

血府逐瘀汤

血府逐瘀归地桃，红花枳壳膝芎饶；
柴胡赤芍甘桔梗，血化下行不作劳。

《医林改错》（王清任）

【组成】生地黄、当归、红花、牛膝各9克，桃仁12克，枳壳、赤芍各6克，川芎、桔梗各5克，柴胡、甘草各3克。

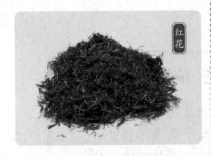

红花

【用法】上药，水煎服。

【功效】行气止痛，活血祛瘀。

【主治】血行不畅，胸中血瘀。症见胸痛，头痛日久不愈，痛如针刺而有定处，或呃逆日久不止，或饮水即呛、干呕，或内热憋闷，或心悸怔忡，或夜不能睡，或夜寐不安，或急躁善怒，或入暮潮热，或舌质暗红，舌边有瘀斑，或舌面有瘀点，唇暗或两目暗黑，脉涩或弦紧等。

【药理分析】方中桃仁、红花活血祛瘀。川芎、赤芍、当归活血祛瘀，当归又补血，使祛瘀不伤好血。柴胡、枳壳、桔梗、牛膝升降并用，调畅气机，使气行则血行，活血祛瘀。桔梗不仅开宣肺气，又可载药上行至胸中；牛膝通血脉，祛瘀血，且引胸中瘀血下行；生地黄清热凉血养阴，合当归使祛瘀不伤阴血。各药互相配合，使瘀去气行热清，诸证自愈。

黑地黄丸

黑地黄丸用地黄，还同苍术味干姜；
多时便血脾虚陷，燥湿滋阴两擅长。

《素问病机气宜保命集》（刘完素）

【组成】熟地黄、苍术各500克，五味子240克，干姜30克（春季21克，夏季15克），大枣肉适量。

【用法】前四味药共研细末，与大枣和作丸，如梧桐子大，每次9克，米汤送下。

【功效】滋阴补血，燥湿温中。

【主治】便血久痔，脾胃虚弱。症见多时便血，面色青黄，神倦无力等。

【药理分析】本方证乃因脾胃虚寒，脾不统血而致。多时便血，阴血耗伤，脾胃虚弱，生化无源，则阴血更亏，所以阴血不足，脾虚不能统血为本方的主证。脾虚失运生湿为本方的兼证。方中熟地黄滋阴补血。苍术燥湿健脾；干姜温中健脾，二药相合，使湿去脾健，统血有权。佐以酸温之五味子益气滋肾涩血；大枣既可补脾，又可益阴血。诸药相合，共成滋阴养血，燥湿温中，健脾止血之剂。

少腹逐瘀汤

少腹逐瘀芎炮姜，元胡灵脂芍茴香；
蒲黄肉桂当没药，调经止痛是良方。

《医林改错》（王清任）

【组成】川芎、炮姜、延胡索（元胡）、肉桂、没药各3克，炒五灵脂、赤芍各6克，小茴香1.5克，蒲黄、当归各9克。

【用法】上10味药，水煎服。

【功效】温经止痛，活血祛瘀。

【主治】少腹瘀血积块疼痛或不痛，或痛而无积块，或少腹胀满，或经期腰酸少腹胀，或月经一月见三五次，经色或紫或黑，或有瘀块，或崩漏兼少腹疼痛等。

【药理分析】少腹瘀血为本方的主证。少腹气滞有寒为本方的兼证。方中五灵脂、蒲黄活血祛瘀，止痛止血（瘀血不去，可出血不止）。川芎、赤芍、没药、延胡索、当归助君活血祛瘀止痛。当归又补血，与祛瘀药合用，使瘀血去而不伤好血。因少腹有寒，血得温则行，故又佐小茴香散寒理气；肉桂、炮姜温经散寒，以行瘀止血。诸药相合，共奏活血祛瘀，温经止痛之功。

黄 土 汤

黄土汤将远血医，胶芩地术附甘随；
更知赤豆当归散，近血服之效亦奇。

《金匮要略》（张仲景）

【组成】灶心土（伏龙肝）30克，阿胶、黄芩、地黄、白术、附子（炮）、甘草各9克。

【用法】先将灶心土水煎取汤，再煎余药，分2次服。

【功效】养阴止血，温阳健脾。

【主治】远血证。症见先便后血，血色暗淡，四肢不温，面色萎黄，舌淡苔白，脉沉细无力。亦可治吐血、衄血及妇人崩漏等。

【药理分析】脾阳不足，脾气虚寒所致远血证为本方的主证。中气虚寒，则阴血生化不足，且便血量多，每易耗伤阴血，所以阴血不足为本方的兼证。方中灶心土温中涩肠止血。附子、白术温阳健脾以摄血。地黄、阿胶滋阴养血，并能止血。黄芩苦寒，防止附子、白术温燥太过动血。甘草益气补中，调和诸药。诸药相合，寒热并用，标本兼治，温阳而不伤阴，滋阴而不碍阳。

附方

十全大补汤

【组成】人参、白芍、茯苓各8克,白术、当归各10克,炙甘草、川芎各5克,熟地黄、黄芪各15克,肉桂6克。

【用法】上药研为粗末,每次6克,加生姜3片、大枣2枚同煎,不拘时候温服(制成蜜丸,即"十全大补丸",每次9克,每日2次,温开水送下)。

【功效】助阳固卫,气血双补。

【主治】气血不足,食少遗精,虚劳咳嗽,腰膝无力,疮疡不敛,妇女崩漏等。

胃风汤

【组成】粟米100粒,人参8克,白术10克,茯苓8克,当归10克,白芍8克,川芎5克,肉桂(研成粗末)6克,生姜3片,大枣2枚。

【用法】上药水煎服。

【功效】温胃祛风,益气补血。

【主治】胃肠虚弱,风冷乘虚侵入,客于肠胃。症见大便泄泻,完谷不化,或大便下血等。

八珍汤

【组成】即本方合四君子汤(人参、白术、茯苓、甘草)。

【用法】加生姜3片,大枣2枚,水煎服或制成蜜丸,每次9克,每日2次,温开水送下。

【功效】补益气血。

【主治】气血两虚。症见面色苍白或萎黄,头晕眼花,四肢倦怠,心悸怔忡,气短懒言,食欲减退,舌质淡,苔薄白,脉细虚。

当归四逆加吴茱萸生姜汤

【组成】当归12克,桂枝、芍药各9克,细辛1.5克,炙甘草、吴茱萸各5克,木通3克,大枣8枚,生姜15克。

【功效】温中散寒,养血通脉。

【主治】平素胃中有寒,经脉受寒,阳虚血弱。症见手足厥寒,脉细欲绝等。

秦艽防风汤

【组成】秦艽、防风、当归身、白术各4.5克,炙甘草、泽泻各1.8克,黄柏1.5克,大黄、橘皮各1克,柴胡、升麻各0.6克,桃仁6克,红花3克。

【用法】上药共为粗末,水煎服。

【功效】活血止痛,疏风清热。

【主治】痔漏,大便时疼痛。

秦艽苍术汤

【组成】秦艽、桃仁、猪牙皂各3克，苍术、防风各2克，黄柏1.5克，当归尾、泽泻各1克，槟榔0.3克，大黄0.5克。

【用法】上药共为粗末，水煎服。

【功效】活血止痛，疏风祛湿。

【主治】痔疮、痔漏，大便秘结疼痛。

赤小豆当归散

【组成】赤小豆（浸令芽出，晒干）60克，当归30克。

【用法】二药共研细末，每次用浆水（即炊粟米熟，浸冷水中至味酸。或用秫米和曲酿成，如醋而淡）调服6克，每日3次。

【功效】养血活血，清利湿热。

【主治】近血证。症见下血，先血后便，血色鲜红，舌红、脉数等。

十、祛风之剂

清空膏

清空芎草柴芩连，羌防升之入顶巅；
为末茶调如膏服，正偏头痛一时蠲。

《兰室秘藏》（李东垣）

【组成】川芎15克，炙甘草45克，柴胡21克，黄连、羌活、防风各30克，黄芩90克。

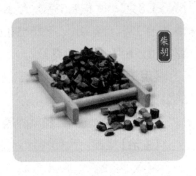

【用法】上药共研细末，每次3～6克，用茶少许调成膏状，抹在口中，再用少许白开水送下。

【功效】清热止痛，祛风除湿。

【主治】风湿热上壅。症见正偏头痛，年深不愈（即头风），或脑苦痛不止等。

【药理分析】风湿热上壅所致头痛头风为本方的主证。方中羌活、防风辛散上升，祛风胜湿，二药均善治太阳经头痛。柴胡升散，疏风清热；川芎辛散祛风，且又行气活血止痛，二药善治少阳胆经头痛；黄芩、黄连清热燥湿，与升散药同用，就能上至巅顶去湿热。甘草益气补中，兼能调和辛温与苦寒并用的药性。诸药相配，共奏祛风除湿，清热止痛之效。

地黄饮子

地黄饮子山茱斛，麦味菖蒲远志茯；
苁蓉桂附巴戟天，少入薄荷姜枣服；
暗厥风痱能治之，虚阳归肾阴精足。

《黄帝素问宣明论方》（刘完素）

【组成】熟地黄、山茱萸、石斛、麦冬、五味子、石菖蒲、远志、茯苓、肉苁蓉、肉桂、炮附子、巴戟天各6克，生姜5片，大枣1枚，薄荷5～7叶。

【用法】上药研成粗末，每次9～12克，水煎服。

【功效】补肾阳，滋肾阴，开窍化痰。

【主治】暗痱。症见舌强不能言，足废不能用，口干不欲饮，足冷面赤，脉沉细弱等。

【药理分析】下元虚衰，虚阳上浮为本方的主证。痰浊上泛为本方的兼证。方中熟地黄滋补肾阴，使真阴得补，阳有所依。巴戟天、肉苁蓉温补肾阳，益肾精，强筋骨；山茱萸、石斛助君药补肾阴而养肝；麦冬、五味子补益肺肾之阴，且金旺生水；附子、肉桂亦温补肾阳，引虚阳归于肾中。石菖蒲、远志、茯苓交通心肾，开窍化痰，使水火相交，精气渐旺，水能生木，木不生风；生姜、大枣调补脾胃，以助脾胃运化、升降；少量薄荷以舒郁散风。诸药相配，使下元得补，虚阳归肾。

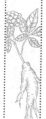

上中下通用痛风方

黄柏苍术天南星，桂枝防己及威灵；
桃仁红花龙胆草，羌芷川芎神曲停；
痛风湿热与痰血，上中下通用之听。

《金匮钩玄》（朱丹溪）

【组成】酒炒黄柏、苍术、天南星、川芎各60克，桂枝、威灵仙、羌活各9克，防己、龙胆各1.5克，桃仁、白芷各15克，炒神曲30克，红花4.5克。

【用法】上药共研细末，用神曲煮糊为丸，如梧桐子大，每次9克，白开水送下。

【功效】祛湿化痰，疏风清热，活血止痛。

【主治】痛风证。症见上中下周身骨节疼痛。

【药理分析】方中苍术祛风散寒，燥湿健脾；天南星辛苦温，燥湿化痰散风。白芷、羌活、桂枝助君疏散风邪（白芷祛头面之风，羌活去骨节之风湿，桂枝去手臂之风）；威灵仙祛风除湿，通经络；黄柏、龙胆均苦寒，清热燥湿；桃仁、红花活血祛瘀；川芎为血中气药，以行气活血；防己利水清热，兼可祛风止痛；神曲消食健脾，理中焦之气滞。诸药相配，能疏散风邪于上，泻热利湿于下，活血燥痰消滞以调中，故上中下各种原因引起的痛风可通治。

独 活 汤

独活汤中羌独防，芎归辛桂参夏菖；
茯神远志白薇草，瘈疭昏愦力能匡。

《医方集解》引丹溪方

【组成】独活、羌活、防风、川芎、当归、细辛、桂心、人参、半夏、菖蒲、茯神、远志、白薇各15克，炙甘草7.5克，生姜、大枣各适量。

【用法】上药共研粗末，每次30克，加水煎服。

【功效】补肝宁心，疏风散邪，兼开窍。

【主治】肝虚受风（即肝虚外风乘虚而侵入）。症见瘈疭，神志昏愦，或恶寒发热等。

【药理分析】肝受风邪侵入为本方的主证。方中独活、防风疏散风邪；羌活散风；细辛、桂心散风寒，温经脉。当归、川芎补血活血（补肝血虚），并且又能辛散疏风，血活则风散（即治风先治血，血行风自灭之意），半夏除痰；菖蒲除痰开心窍；人参益气补脾，使气血生化有源，以补心、肝之虚；茯神、远志宁心安神；白薇咸寒以清热（风郁易化热）。煎加姜枣意在和营卫，补脾胃。诸药相配，使风静火息，血活神宁，则瘈疭昏愦者服用能使其恢复正常。

川芎茶调散

川芎茶调散荆防，辛芷薄荷甘草羌；
目昏鼻塞风攻上，正偏头痛悉能康；
方内若加僵蚕菊，菊花茶调用亦臧。

《太平惠民和剂局方》

【组成】川芎、荆芥各120克，防风4.5克，细辛30克，白芷、炙甘草、羌活各60克，薄荷240克，僵蚕、菊花各适量。

【用法】上药共研细末，每次6克，饭后清茶调下。

【功效】疏风止痛。

【主治】外感风邪头痛。症见偏正头痛或巅顶头痛，恶寒发热，目眩头昏，鼻塞，舌苔薄

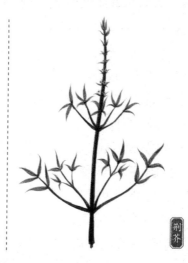

荆芥

白，脉浮等。

【药理分析】外感风邪头痛为本方的主证。方中川芎辛温，善于祛风活血而止头痛，长于治少阳、厥阴经头痛（头顶痛或两侧头痛）；荆芥轻扬升散，温而不燥，善疏散风邪，既散风寒，又散风热，两药相合，疏散上部风邪而止头痛。防风、白芷、羌活、细辛均能疏风止痛。其中白芷善治足阳明胃经头痛（前额部）；羌活善治足太阳膀胱经头痛（后头痛牵连项部）；细辛善治足少阴肾经头痛。薄荷用量较重，能清利头目，消散上部风热。用时以清茶调下，是取茶叶的苦寒之性，既可上清头目，又能制约诸风药的过于温燥与升散，使升中有降。甘草调和诸药，为使药。诸药合用，共奏疏风止痛之效。

大秦艽汤

大秦艽汤羌独防，芎芷辛芩二地黄；
石膏归芍苓甘术，风邪散见可通尝。

《丹溪心法》（朱丹溪）

【组成】秦艽、石膏各50克，羌活、独活、防风、川芎、白芷、黄芩、生地黄、熟地黄、当归、白芍、茯苓、炙甘草、白术各30克，细辛15克。

【用法】上药，共研粗末，每次30克，水煎服。

【功效】养血活血，祛风清热。

【主治】风邪初中经络。症见手足不能运动，舌强不能言语，口眼㖞斜，风邪散见，不拘一经者。

【药理分析】风邪初中经络为本方的主证。方中秦艽祛散一身的风邪，通行经络，羌活、独活、防风、白芷、细辛均为辛温之品，能祛风散邪。其中羌活散足太阳膀胱经风邪，细辛、独活散足少阴肾经风邪，白芷散足阳明胃经风邪，防风随诸药搜逐各经风邪。由于诸风药多燥，易伤阴血，且言语和手足运动的障碍与血虚不能养筋有关，故又配伍当归、白芍、熟地黄养血和血柔筋，防辛燥药伤阴血；川芎行气活血，又善散足厥阴肝经的风邪；白术、茯苓益气健脾，使气血生化有源；黄芩、石膏清热降火；生地黄清热凉血养阴，乃为风邪化热而设。诸药合用，功效卓著。

独活寄生汤

独活寄生艽防辛，芎归地芍桂苓均；
杜仲牛膝人参草，冷风顽痹屈能伸；
若去寄生加芪续，汤名三痹古方珍。

《备急千金要方》（孙思邈）

【组成】独活9克，桑寄生、秦艽、防风、细辛、川芎、当归、地黄、芍药、肉桂、茯苓、杜仲、牛膝、人参、甘草各6克。

【用法】上药水煎，分3次服。

【功效】祛风湿，止痹痛，益肝肾，补气血。

【主治】肝肾两亏，风寒湿痹，气血不足。症见腰膝疼痛，肢节屈伸不利，或麻木不仁，畏寒喜温，心悸气短，舌淡苔白，脉象细弱等。

【药理分析】风寒湿痹着日久为本方的主证。方中独活疏散伏风，善祛下焦与筋骨间的风寒湿邪；防风、秦艽祛风胜湿，通络舒筋；细辛能散少阴肾经风寒，温通血脉而止痛；桑寄生祛风湿，强筋骨、养血；杜仲、牛膝补肝肾，强筋骨；当归、地黄、芍药、川芎补血活血；人参、茯苓、甘草补气健脾，扶助正气；肉桂补阳祛寒，通利血脉。诸药相配，既能祛邪，又能扶正，标本兼顾，使风寒湿除，气血足，肝肾得补，诸证则缓解。故对风湿乘虚而入，痹着日久，肢节屈伸不利的顽固痹证，用之能使肢节屈伸自如。

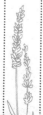

顺风匀气散

顺风匀气术乌沉，白芷天麻苏叶参；
木瓜甘草青皮合，㖞僻偏枯口舌喑。

《奇效良方》（方贤）

【组成】白术6克，乌药4.5克，沉香、白芷、紫苏叶、木瓜、炙甘草、青皮各1克，天麻、人参各1.5克。

【用法】上药加生姜3片，水煎服。

【功效】疏散风邪，顺风匀气。

【主治】中风。症见半身不遂，口眼㖞斜，舌强不能言等。

【药理分析】风伤经络为本方的主证。方中白芷、紫苏叶疏散风邪，紫苏叶又可理气宽中。肝藏血属风木，风气通于肝，配天麻平肝息风；白术、人参益气补脾，扶助正气，使气足则气血运行正常，分布均匀，又有助疏散外风。乌药、青皮、沉香调畅气机，以行滞气，使气行血行，血脉周行全身；木瓜味酸入肝，平肝伸筋舒络。炙甘草既可益气补脾扶正，又可调和诸药，为佐使药。诸药相配，疏之，补之，行之，使风散，气足，气血运行正常，则口眼㖞斜，半身不遂，口不能言的疾苦可除。

三生饮

三生饮用乌附星，三皆生用木香听；
加参对半扶元气，卒中痰迷服此灵。

《太平惠民和剂局方》

【组成】生川乌、生附子各15克，生南星30克，木香6克。

【用法】上药研成粗末，每次15克，加生姜15片水煎，温服，不拘时候。

【功效】散风除痰，助阳祛寒。

【主治】卒中痰厥。症见突然昏厥，不省人事，痰涎壅盛，四肢厥逆，语言謇涩等。

【药理分析】中风、寒痰上壅为本方的主证。方中生南星辛苦温，善祛风化痰。生川乌大辛大热，散风逐寒，通经络，且又补阳；生附子辛热燥烈，补阳温脾，祛风散寒，通行经络。木香理气，使气顺则痰行；煎加生姜15片，取其辛温发散风寒，辛散化痰涎，且又可制约川乌、附子、生南星之毒。诸药相配，成为散风逐痰，助阳祛寒，通经络之峻剂。

小 续 命 汤

小续命汤桂附芎，麻黄参芍杏防风；
黄芩防己兼甘草，六经风中此方通。

《备急千金要方》（孙思邈）

【组成】桂枝、川芎、麻黄、人参、芍药、杏仁、黄芩、甘草、防己、附子各3克，防风、生姜各10克。

【用法】水煎，分3次温服。

【功效】扶正除湿，祛风散寒。

【主治】六经中风。症见不省人事，筋脉拘急，半身不遂，口眼㖞斜，语言謇涩（即语言困难，说话不流利），或神气溃乱等，即刚柔二痉、风湿痹痛等证。

【药理分析】六经中风（外风侵袭）为本方的主证。正气不足、夹寒、夹湿均为本方的兼证。方中防风辛温散风，甘缓不峻，为治风通用之药，且能胜湿解痉。麻黄、生姜、桂枝发散肌表，疏散风寒，以通经络。防己祛风除湿止痛；杏仁能散能降，可疏散肺经风寒痰湿；人参、甘草益气补中；川芎、芍药补血和营；附子助阳散寒，既增强补益扶助正气之功，又增强发表散邪之效；黄芩清热，兼防温燥药伤阴血。诸药相合，具有辛温发散，扶正祛邪的作用，所以凡六经被风邪所中的病证，均可以用本方加减治疗。

消风散

消风散内羌防荆，芎朴参苓陈草并；
僵蚕蝉蜕藿香入，为末茶调或酒行。

《太平惠民和剂局方》

【组成】羌活、防风、川芎、人参、茯苓、僵蚕、蝉蜕、藿香各60克，荆芥、厚朴、陈皮、炙甘草各15克。

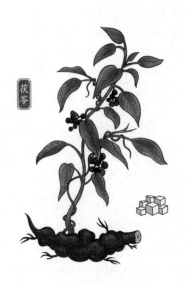

茯苓

【用法】上药共研细末，每次6～9克，用茶水调下，或者用酒调下。

【功效】理气健脾，消风散热。

【主治】风热上攻。症见头痛目昏，项背拘急，鼻嚏声重，以及皮肤顽麻，瘾疹瘙痒等。又治妇人血风。

【药理分析】风热上攻为本方的主证。方中防风、蝉蜕疏散风热，蝉蜕又能止痒。羌活、荆芥、僵蚕助君药疏散风邪，以止痛止痒，因痒自风来，止痒必先疏风；藿香散邪辟秽。川芎行气活血止头痛，又能辛散疏风；人参、甘草、茯苓益气健脾，以助脾运，生化有源，茯苓又可渗湿；厚朴、陈皮行气散满，使风邪无留壅。服时用茶调下，可防止升散太过耗伤肺气，且茶叶苦寒则有助于清风热；用酒调服可加速血行（血行风自灭），可助祛风。诸药相配，消风散热，理气健脾。

人参荆芥散

人参荆芥散熟地，防风柴枳芎归比；
酸枣鳖羚桂术甘，血风劳作风虚治。

《妇人良方》（陈自明）

【组成】 人参、荆芥、熟地黄、柴胡、枳壳、炒酸枣仁、炙鳖甲、羚羊角、白术各2.1克，防风、川芎、当归、肉桂心、甘草各1.5克。

【用法】 上药，加生姜3片，水煎服。

【功效】 益气养血，散风清热。

【主治】 妇女血风劳。症可见遍身疼痛，头昏目涩，寒热盗汗，颊赤口干，月经不调，面黄肌瘦，腹痛等。

【药理分析】 感受风邪为本方的主证。方中荆芥、防风疏散风邪，荆芥能疏散血中之风热。柴胡疏风清热；羚羊角清肝热明目，且又平肝息风（肝血虚有热易生风）。熟地黄大补阴血；鳖甲滋阴清热；当归、川芎养血和血调经；人参、白术、甘草补气健脾，使气血生化有源；枳壳行气，调畅气机；肉桂心温通经脉；酸枣仁补肝养心敛汗。甘草又可调和诸药，兼有使药之用。诸药相配，有疏风清热，补肝健脾之功。

小活络丹

小活络丹用二乌，地龙乳没胆星俱；
中风手足皆麻木，痰湿流连一服驱；
大活络丹多味益，恶风大症此方需。

《圣济总录》

【组成】 川乌、草乌、胆南星各180克，地龙、乳香、没药各100克。

【用法】 上药共研极细末，酒煮面糊为丸，如梧桐子大，每次3～5克，冷酒送下。

【功效】化痰通络，祛风除湿，活血止痛。

【主治】中风，手足麻木不仁，日久不愈，经络中有痰湿死血，腿臂间忽有一二点作痛。亦治风寒湿痹。症见肢体筋脉疼痛，麻木拘挛，关节屈伸不利，疼痛游走不定等。

【药理分析】风邪注于肢节，及风寒湿邪留滞经络为本方的主证。方中川乌、草乌均为辛热之品，善于祛风散寒除湿，温通经络而止痛。胆南星能化顽痰；乳香、没药行气活血，化痰通络，使气血通畅；地龙为湿土所生，善于走窜，为入络之佳品，通经活络，并可引诸药直达病所。用酒送服，可加速血行，以助药势。诸药合用，风寒湿邪与痰浊、瘀血均能祛除，经络疏通，诸证可愈。

镇 肝 息 风 汤

张氏镇肝息风汤，龙牡龟牛制亢阳；
代赭天冬元芍草，茵陈川楝麦芽襄；
痰多加用胆星好，尺脉虚浮萸地匡；
加入石膏清里热，便溏龟赭易脂良。

《医学衷中参西录》（张锡纯）

【组成】生龙骨、生牡蛎、生龟甲、天冬、玄参、生白芍各15克，牛膝、生赭石各30克，生甘草4.5克，茵陈、川楝子、生麦芽各6克。

【用法】上12味药，水煎服（生龙骨、生牡蛎、生龟甲、生赭石均打碎先煎）。

【功效】滋阴潜阳，镇肝息风。

【主治】肝阳上亢，肝肾阴亏，气血逆乱。症见头目眩晕，目胀耳鸣，脑部热痛，心中烦热，面色如醉，或时常噫气，或肢体渐觉不利，口眼渐㖞斜，甚或眩晕颠扑，昏不知人，移时始醒，或醒后不能复原，脉弦长有力等。

【药理分析】肝肾阴亏，肝阳上亢，阳亢动风为本方的主证。方中牛膝以引血下行，并能补益肝肾。生龙骨、生牡蛎、生赭石降逆潜阳，镇肝息风。因病本是肝肾阴虚，阴不制阳，所以用龟甲、玄参、天冬、白芍滋补肝肾之阴，以制阳亢；又因肝喜条达而恶抑郁，纯用重镇之品以镇肝，势必影响其条达之性，故用茵陈、川楝子、生麦芽清泄肝热，条达肝气，以有利于肝阳的平降镇潜。甘草调和诸药，与麦芽相配，能和胃调中，防止重镇太过伤胃气，为佐使之药。诸药合用，成为镇肝息风的良剂。本方配伍标本兼顾，但以治标为主。

羚 羊 钩 藤 汤

俞氏羚羊钩藤汤，桑叶菊花鲜地黄；
芍草茯苓川贝茹，凉肝增液定风方。

《通俗伤寒论》（俞根初）

【组成】羚羊角4.5克，霜桑叶6克，双钩藤、菊花、生白芍、茯神木各9克，生甘草2.4克，川贝母12克，鲜地黄、淡竹茹各15克。

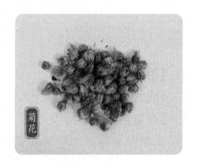

菊花

【用法】上药，水煎服（羚羊角与鲜竹茹先煎代水，钩藤后入）。

【功效】增液舒筋，凉肝息风。

【主治】肝经热盛，热极动风。症见高热不退，烦闷躁扰，手足抽搐，发为痉厥，甚则神昏，舌质绛而干，或舌焦起刺，脉弦数等。

【药理分析】肝经热盛，热极动风为本方的主证。方中羚羊角、钩藤清热凉肝，息风解痉。桑叶、菊花助君药清热凉肝息风。鲜地黄、白芍、生甘草三药相配，酸甘化阴，滋阴增液，清热凉血，柔肝舒筋；竹茹、川贝母清热化痰；因热扰心神，茯神木以宁心安神。诸药相配，共奏凉肝息风，增液舒筋之功。

资 寿 解 语 汤

资寿解语汤用羌，专需竹沥佐生姜；
防风桂附羚羊角，酸枣麻甘十味详。

《医门法律》（喻嘉言）

【组成】羌活1.5克，防风、附子、酸枣仁、天麻各3克，肉桂、羚羊角各2.4克，甘草1.5克。

【用法】加竹沥2匙，生姜汁2滴，水煎服。

【功效】扶正解语，祛风化痰。

【主治】舌强不语，中风脾缓，半身不遂等。

【药理分析】中风为本方的主证。方中防风疏散外风；羌活助君药疏散风邪；附子辛热，温暖脾胃，除脾湿散风寒；羚羊角、天麻平息内风。竹沥滑痰，为痰家圣药，与生姜汁相配，能行经络之痰，两者相须为用；酸枣仁养肝血宁心；肉桂温通血脉，合附子又温肾暖脾。甘草补脾益气，调和诸药，为佐使药。诸药相合，使外风得散，内风得息，脾得健运，湿痰得除，血脉通畅，舌本得养，则舌强不语可解除。

附方

三痹汤

【组成】黄芪、续断各适量，独活、秦艽、防风各6克，当归、熟地黄、白芍、茯苓、杜仲、牛膝各9克，细辛、川芎、肉桂、人参、甘草各3克，姜、大枣各适量。

【用法】水煎服。

【功效】益气养血，祛风胜湿。

【主治】风寒湿痹及气血凝滞，手足拘挛等。

星香散

【组成】胆南星24克，木香6克。

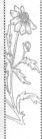

【用法】上药共研末服。

【功效】化痰调气。

【主治】中风痰盛，体肥不渴者。

大活络丹

【组成】白花蛇、乌梢蛇、威灵仙、两头尖（俱酒浸）、草乌、天麻（煨）、全蝎（去毒）、何首乌（黑豆水浸）、龟甲（炙）、麻黄、绵马贯众、甘草（炙）、羌活、官桂、藿香、乌药、黄连、熟地黄、大黄（蒸）、木香、沉香各60克，细辛、赤芍、没药（去油）、丁香、乳香（去油）、僵蚕、天南星（姜汁制）、青皮、骨碎补、白豆蔻、安息香（酒熬）、黑附子（制）、黄芩（蒸）、茯苓、香附（酒浸焙）、玄参、白术各30克，防风75克，葛根、虎胫骨（炙）、当归各45克，血竭21克，地龙（炙）、犀角、麝香、松脂各15克，牛黄、冰片各4.5克，人参90克。

【用法】共研细末，加蜜调和作丸，如龙眼核大，金箔为衣，蜡壳封固，每次1丸，陈酒送下。

【功效】活络止痛，祛风扶正。

【主治】中风瘫痪，痿痹，痰厥，阴疽，流注等症。

十一、祛寒之剂

吴茱萸汤

吴茱萸汤人参枣，重用生姜温胃好；
阳明寒呕少阴利，厥阴头痛皆能保。

《伤寒论》（张仲景）

【组成】吴茱萸6克，人参9克，大枣4枚，生姜18克。

【用法】上药水煎，分3次温服。

【功效】降逆止呕，温中补虚。

【主治】胃中虚寒（阳明虚寒）。症见食谷欲呕，胸膈满闷，或胃脘痛，吞酸嘈杂；少阴吐利，手足厥冷，烦躁欲死；厥阴头痛，干呕，吐涎沫等，均见舌淡苔白滑，脉细迟或弦细。

【药理分析】胃中有寒为本方的主证。方中吴茱萸，既可温胃散寒止呕，又能温肝降逆，还可温肾止吐利。重用生姜温胃散寒，降逆止呕，下气降逆之功。人参、大枣能补脾益气，以复中虚。诸药相合，共奏温中补虚，降逆止呕之功。

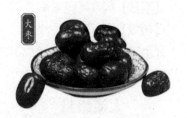
大枣

真 武 汤

真武汤壮肾中阳，茯苓术芍附生姜；
少阴腹痛有水气，悸眩瞤惕保安康。

《伤寒论》（张仲景）

【组成】白术6克，芍药、炮附子、生姜、茯苓各9克。

【用法】上药水煎，分3次温服。

【功效】脾肾阳虚，温阳利水。

【主治】水气内停，脾肾阳虚。症见腹痛，小便不利，四肢沉重疼痛，下利，或肢体水肿，苔白不渴，脉沉等；太阳病发汗太过，阳虚水泛。症见汗出不解，其人仍发热，心悸，头眩，振振欲擗地。

【药理分析】肾阳衰微，水气内停为本方的主证。方中附子大辛大热，温肾助阳散寒以化气行水，兼暖脾土，以运化水湿；白术健脾燥湿利水，茯苓健脾渗湿利水，使水气从小便而出；生姜辛温，既助附子温阳散寒，又助白术、茯苓温散在里的寒水；芍药敛阴养阴，既补已伤之阴，又使利水而不伤阴，还可柔肝缓急止腹痛，养阴舒筋，还能利小便而行水气。诸药相配，共奏温阳利水之功。

《汤头歌诀》白话精解

回阳救急汤

回阳救急用六君，桂附干姜五味群；
加麝三厘或胆汁，三阴寒厥见奇勋。

《伤寒六书》（陶节庵）

【组成】肉桂3克，炙甘草5克，人参、陈皮、干姜各6克，白术、茯苓、半夏、熟附子、五味子各9克。

【用法】上药加生姜3片水煎，临服时加麝香0.1克调服。

【功效】益气生脉，回阳救急。

【主治】寒邪直中三阴，真阳衰微。症见恶寒蜷卧，四肢厥冷，吐泻腹痛，口不渴，神衰欲寐，或身寒战栗，或指甲口唇青紫，或吐涎沫，舌淡苔白，脉沉微，甚或无脉等。

【药理分析】三阴寒邪内盛，真阳衰微为本方的主证。方中熟附子峻补元阳，祛寒救逆。肉桂、干姜温壮元阳，祛寒救逆。人参、白术、茯苓、炙甘草、陈皮、半夏（即六君子汤）补气健脾，固守中州，兼能除阳虚水湿不化所生之痰饮；五味子收敛微阳，以免发生虚阳散越的危险，五味子与人参相合，还有益气生脉之功；干姜温中散寒，助半夏和胃降逆止呕；麝香通十二经血脉，能引导阳气迅速布达周身，与酸收的五味子相伍，则发中有收，不会造成阳气耗越。诸药合用，共奏回阳救急、益气生脉之功。

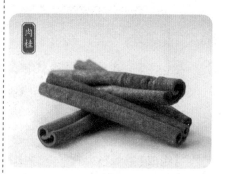

肉桂

理中汤

理中汤主理中乡，甘草人参术黑姜；
呕利腹痛阴寒盛，或加附子总回阳。

《伤寒论》（张仲景）

【组成】炙甘草6克，人参3克，白术9克，黑干姜4.5克。

【用法】上药水煎，分3次温服。本方制成蜜丸，即"理中丸"，每丸重9克，每次1丸，每日2～3次，温开水送下。

【功效】补气健脾，温中祛寒。

【主治】中焦虚寒（中焦阳气虚有寒）。症见呕吐、下利，腹痛，口不渴，不欲饮食，舌淡苔白或白滑，脉迟缓等。或阳虚失血，或小儿慢惊，或病后喜唾涎沫，或霍乱吐泻，以及胸痹等由中焦虚寒所致者。

【药理分析】寒客中焦为本方的主证。方中用大辛大热的干姜，温中祛寒，扶阳抑阴。人参补气益脾；白术健脾燥湿，以助脾运。炙甘草益气和中。四药相合，中焦之寒得辛热而去，脾胃之虚得甘温而复，清阳升，浊阴降，运化健，则诸证除。

疝气汤

疝气方用荔枝核，栀子山楂枳壳益；
再入吴茱入厥阴，长流水煎疝痛释。

《丹溪心法》（朱丹溪）

【组成】荔枝核、栀子、炒山楂、枳壳、吴茱萸各6克。

【用法】上药共研粗末，每次用河中长流水煎服。

【功效】理气止痛，散寒除湿。

【主治】寒湿疝气。症见疝气疼痛，或引睾丸而痛等。

【药理分析】寒湿侵犯肝经，气机阻滞为本方的主证。方中荔枝核甘温，归肝、肾经，善理气散寒止痛。吴茱萸辛热，归肝经散寒燥湿，疏肝调气；枳壳行气破结。山楂散瘀消积；栀子苦寒，清热利湿，导湿热从小便去。诸药相配，共奏散寒除湿，理气止痛之功。煎服能使疝气疼痛消散。

益元汤

益元艾附与干姜，麦味知连参草将；
姜枣葱煎入童便，内寒外热名戴阳。

《活人书》（朱肱）

【组成】艾叶、炮附子、干姜、麦冬、五味子、知母、黄连、人参、炙甘草各3克。

【用法】上9药加生姜3片，大枣3枚，葱白3茎用水煎，煎好去渣，再加童子小便1匙冷服。

【功效】益元阳，逐阴寒，引火归元。

【主治】面赤身热，戴阳烦躁，烦躁不安，口渴而饮水即吐。

【药理分析】肾阳衰微，阴寒内盛，阴盛格阳，即虚阳被阴寒逼迫上越，为本方的主证。方中附子，温壮肾阳，散寒回阳。干姜、艾叶温中逐寒，通经络，散寒回阳。人参、甘草益气补中，辛甘化阳，加强温补阳气的作用；麦冬、五味子补肺、肾之阴，使阳有所依，麦冬又可清心，五味子敛气，使阳气不致耗散，合人参又益气生脉；黄连清上越虚火，知母滋阴降火；葱白宣通上下阳气；生姜、大枣调补脾胃，入童便冷服，有反佐之意，防止药入口即吐，又可滋阴降火，引无根之火下行归肾，均为佐药。甘草调和诸药。诸药相配，益元阳，逐阴寒，引火归元，所以对戴阳烦躁等有很好的疗效。

四逆汤

四逆汤中姜附草，三阴厥逆太阳沉；
或益姜葱参芍桔，通阳复脉力能任。

《伤寒论》（张仲景）

【组成】干姜6～9克，附子5～10克，炙甘草6克。

【用法】上药，附子先煎1小时，再加余药同煎，取汁分2次服。

【功效】回阳救逆。

【主治】阳虚寒厥证。症见四肢厥逆，恶寒蜷卧，呕吐不渴，腹痛下利，神衰欲寐，舌苔白滑，脉微细等，或太阳病误汗亡阳脉沉者。

【药理分析】肾阳衰微，寒邪内盛为本方的主证。方中附子温肾壮阳，祛寒救逆。干姜亦辛热之品，可温脾阳散里寒。附子、干姜合用，助阳散寒之力尤大，故有"附子无姜不热"之说。炙甘草甘温，既益气温中，调和诸药，又可解附子之毒，且缓干姜、附子辛热燥烈之性，以防伤阴及虚阳暴散。三药相合，回阳救逆，可救治阳虚阴寒内盛之厥逆。

厚朴温中汤

厚朴温中陈草苓，干姜草蔻木香停；
煎服加姜治腹痛，虚寒胀满用皆灵。

《内外伤辨惑论》（李东垣）

【组成】厚朴、姜汁、陈皮各30克，炙甘草、茯苓、豆蔻、木香各1.5克，干姜2克。

【用法】上药共研粗末，合为粗散，每次10克，加生姜3片，水煎，去滓，温服。

【功效】燥湿除满，温中行气。

【主治】脾胃伤于寒湿。症见脘腹胀满或疼痛，不思饮食，四肢倦怠，舌苔白腻，脉沉弦等。

【药理分析】脾胃伤于寒湿，气机阻滞为本方的主证。方中厚朴辛苦温燥，能温中行气，燥湿除满；陈皮辛苦温燥，行气宽中，燥湿除满；豆蔻辛温，温中散寒，且又燥湿；干姜、生姜温脾暖胃以散寒；木香行气宽中；茯苓健脾渗湿；甘草益气补中，调和诸药。诸药相配，使寒湿除，气机畅，脾胃健，则腹痛、虚寒、胀满自解。

白 通 加 猪 胆 汁 汤

白通加尿猪胆汁，干姜附子兼葱白；
热因寒用妙义深，阴盛格阳厥无脉。

《伤寒论》（张仲景）

【组成】葱白4茎，干姜3克，童尿50克，猪胆汁20克，生附子适量。

【用法】用水先煎附子1小时，再加入葱白、干姜同煎，取汁，放入猪胆汁、童尿，分2次温服。

【功效】宣通上下，破阴回阳，兼反佐。

【主治】阴盛格阳。症见下利不止，四肢厥逆，干呕心烦，无脉等。

【药理分析】肾阳衰微，阴寒太盛，把虚阳格拒于外（实为格阳于上）为本方的主证。方中大辛大热的附子温肾壮阳，祛寒救逆；干姜温阳散寒；葱白辛温，宣通上下阳气，以通阳散寒。阴寒太盛会格拒阳药，所以又佐以苦寒之猪胆汁、咸寒之童尿为引，使热药能入里发挥作用，此为反佐之用（即是热因寒用妙义深）。除此，两药咸寒苦降，可滋阴和阳，引虚阳下入阴中，共奏破阴回阳、宣通上下、兼反佐之功。

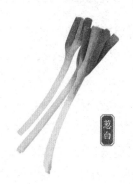

葱白

导气汤

寒疝痛用导气汤，川楝茴香与木香；
吴茱萸以长流水，散寒通气和小肠。

《医方集解》

【组成】川楝子12克，小茴香6克，木香9克，吴茱萸3克。

【用法】上药，用河中长流水煎服。

【功效】散寒止痛，行气疏肝。

【主治】寒疝。症见阴囊冷痛，结硬如石，或引睾丸而痛等。

【药理分析】寒凝气滞之寒疝为本方的主证。方中川楝子归肝经，行气疏肝，小茴香暖下焦而散寒邪，尤善散肝经寒邪。木香辛苦温，可升可降，通理三焦，使气机调畅而止痛；吴茱萸辛苦热，疏肝下气，散寒止痛。四药之中，除川楝子苦寒，余皆为温热之品，如此相配，可减川楝子之寒性，存其行气疏肝之用。

橘核丸

橘核丸中川楝桂，朴实延胡藻带昆；
桃仁二木酒糊合，癫疝痛顽盐酒吞。

《济生方》（严用和）

【组成】川楝子（炒）、橘核、海藻、海带、昆布、桃仁各30克，厚朴、枳实（炒）、延胡索（炒）、桂心、木香、木通各15克，酒适量。

【用法】上药共研细末，用酒煮糊为丸如梧桐子大，每次9克，空腹用盐汤或温酒送下。

【功效】软坚散结，行气止痛。

【主治】癫疝。症见睾丸肿胀偏坠，或坚硬如石，或痛引脐腹等。

【药理分析】肝经气血郁滞所致癫疝为本方的主证。方中橘核苦平，主归肝经，理气散结止痛，是治寒疝腹痛专药。川楝子、木香助君行气止痛；桃仁、延胡索入厥阴血分而活血散瘀，延胡索并善行气止痛。肉桂温肾暖肝而散寒；厚朴、枳实下滞气而破坚；厚朴尚可燥湿；木通通利血脉而除湿热，导湿热从小便而去；海藻、昆布、海带软坚散结。盐汤送下可引药下行，还能软坚；用酒可加速血行，以增强行气活血之功。诸药相合，能行气活血，散寒除湿，软坚散结。癫疝顽痛服之有效。

四神丸

四神故纸吴茱萸，肉蔻五味四般须。
大枣百枚姜八两，五更肾泻火衰扶。

《证治准绳》（王肯堂）

【组成】补骨脂120克，吴茱萸30克，肉豆蔻、五味子各60克。

【用法】上药共研细末，用生姜240克、大枣100枚同煮，煮熟取枣肉和药末捣匀做成丸药，每次6～9克，临睡时淡盐汤或白开水送下。

【功效】涩肠止泻，温补脾肾。

【主治】脾肾虚寒。症见每日五更天明时大便泄泻，不思饮食，或久泻不愈，腹痛腰疼肢冷，神疲乏力，舌淡苔白，脉沉迟无力。

【药理分析】脾肾阳虚有寒，五更泄泻为本方的主证。方中辛苦大温的补骨脂以补命门之火，温肾暖脾；吴茱萸温中暖肾散寒；肉豆蔻温暖脾胃，涩肠止泻；五味子补肾涩精止泻；生姜温胃散寒；大枣补中益气，合生姜调补脾胃。诸药相伍，成为温肾暖脾、涩肠止泻之方，治疗五更泄泻（又名"肾泻""鸡鸣泻"）甚效。

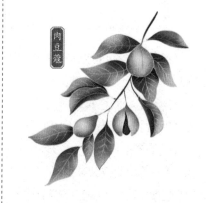

肉豆蔻

半硫丸

半硫半夏与硫黄，虚冷下元便秘尝；
金液丹中硫一味，沉寒厥逆亦兴阳。

《太平惠民和剂局方》

【组成】半夏（汤浸7次焙干为细末）、硫黄（明净好者研令极细）各60克。

【用法】上二药研细末，用生姜汁同煮，入干蒸饼末捣搅匀，放臼内杵数百下，丸如梧桐子大，每次15～20丸（6～9克），温酒或生姜汤送下。

【功效】通阳降浊，温肾逐寒。

【主治】老人下元虚冷便秘。或寒湿久泻。

【药理分析】下元虚冷为本方的主证。方中硫黄补命门真火不足，温肾助阳祛寒。半夏辛温燥湿，和胃降逆散结，通降胃气有助于通便，生姜汁温中祛寒，又解半夏之毒，亦助硫黄祛寒。三药合用，使肾阳得补，寒邪得散，胃气通降，阳气行运，大便则下。

参附汤

参附汤疗汗自流，肾阳脱汗此方求；
卫阳不固须芪附，郁遏脾阳术附投。

《妇人良方》（陈自明）

【组成】人参30克，炮附子15克，生姜、大枣各适量。

【用法】水煎，徐徐服之。

【功效】振奋阳气，回阳固脱。

【主治】元气大亏，肾中真阳虚衰外越。症见自汗恶寒，或手足逆冷，大便自利，或脐腹疼痛，上气喘急，或汗多发痉等。

【药理分析】元气大亏，阳气欲脱之汗多肢冷为本方的主证。方中人参大补元气，附子温壮真阳，二药合用，益气回阳固脱。加生姜、大枣可调补脾胃，固守中州。故见汗多肢冷，上气喘急，脉微欲绝等阳气欲脱的危象时，急用本方，有回阳救脱的效果。

浆 水 散

浆水散中用地浆，干姜附桂与良姜；
再加甘草同半夏，吐泻身凉立转阳。

《保命集》（刘完素）

【组成】干姜、肉桂、炙甘草、附子各15克，良姜7.5克，半夏30克。

【用法】上药共研细末，每次9～15克，用浆水煎，热服。

【功效】降逆和中，温阳散寒。

【主治】中寒霍乱，脾肾阳虚。症见腹痛吐泻，身凉肢冷，汗多脉微等，或暑月中寒，而见突然吐泻，汗多脉微，阳虚欲脱者。

【药理分析】脾肾阳虚有寒所致霍乱为本方的主证。方中附子、干姜，温补脾肾之阳，散寒和中。肉桂助附子温补肾阳，散寒止痛；良姜助干姜温中散寒。半夏温中和胃，降逆止呕。炙甘草益气补脾，以生化气血，防辛温燥药伤阴，又可调和诸药。浆水为阴中之阴，可益阴以敛阳，防止阳气散越，又有反佐之意，引药下达，而不发生拒药。诸药合用，使寒邪散，阳气复，脾胃和，则吐泻身凉可愈。

天 台 乌 药 散

天台乌药木茴香，川楝槟榔巴豆姜；
再用青皮为细末，一钱酒下痛疝尝。

《医学发明》（李东垣）

【组成】天台乌药、木香、小茴香、高良姜、青皮各15克，川楝子、巴豆各12克，槟榔9克。

【用法】上药，先将巴豆同川楝子用麸炒黑，去巴豆及麸皮不用，合余药共研细末，和匀，每次3克，温酒送下。

【功效】散寒止痛，行气疏肝。

【主治】寒凝气滞，小肠疝气（即寒疝），症见小腹引控睾丸而痛，偏坠肿胀等。

【药理分析】寒凝气滞，小肠疝气为本方的主证。方中乌药辛温，行气疏肝，散寒止痛；小茴香暖肝散寒；青皮疏肝破气；木香行气止痛；高良姜散寒止

痛。合用有助于行气散寒。槟榔直达下焦，行气化滞。苦寒的川楝子与辛热的巴豆同炒，去巴豆不用，而用川楝子，既可减川楝子之寒，又可借巴豆之辛热下行，增强其行气散结之功。用酒送服，则增强行气散寒的功效。诸药合用，使寒凝得散，气滞得行，疝痛自除。

来 复 丹

来复丹用玄精石，硝石硫黄橘红着；
青皮灵脂复元阳，上盛下虚可镇宅。

《太平惠民和剂局方》

【组成】玄精石、硝石、硫黄各30克，橘红、青皮、五灵脂各60克。

【用法】上药，硝石同硫黄共为细末，入锅内用微火慢炒，再研极细，玄精石研水飞，橘红、青皮、五灵脂亦研细末，然后诸药相合共研拌匀，以好醋打糊为丸，如豌豆大，每次30丸，空腹粥饮吞下。

【功效】镇纳浮阳，助阳救阴，行气通闭。

【主治】里寒外热，上盛下

虚。症见痰厥，气闭，心腹冷痛，大便泄泻，身热脉微，或心肾不交等。

【药理分析】下元虚衰，虚阳上浮外越为本方的主证。方中硫黄辛热，补火助阳，下气除寒；硝石苦寒，降火通肠，二药相合，为阴阳互济，所以又名"二气末"（即阴、阳二气），以温阳降逆通闭。玄精石咸寒，滋阴降火，引虚火下降归肾。两药相配，阴阳并补。青皮疏肝理气消；橘红又能燥湿化痰；五灵脂

甘温，善除心腹冷气，通利血脉，散瘀止痛，可引浊阴之物下行。诸药合用，使下元阴阳得补，中焦气机调畅，寒散痰消，则肾阴上济于心，心火下交于肾，相火不妄行，诸证自除。

黑锡丹

黑锡丹能镇肾寒，硫黄入锡结成团；
胡芦故纸茴沉木，桂附金铃肉蔻丸。

《太平惠民和剂局方》

【组成】黑锡、硫黄各60克，胡芦巴、补骨脂（破故纸）、茴香、沉香、木香、附子、川楝子（金铃子）、肉豆蔻各30克，肉桂15克。

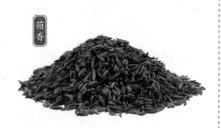
茴香

【用法】上药，先将黑锡和硫黄放新铁铫内如常法结黑锡、硫黄砂子（即硫黄入锡结成团），再放地上出火毒，研成极细末，余药都研成极细末，然后一起和匀再研，至黑色光亮为止，用酒糊为丸如梧桐子大，阴干入布袋内擦令光莹，每次3～9克，空腹姜盐汤或枣汤送下，妇女艾醋汤下。

【功效】镇纳浮阳，温壮下元。

【主治】真阳不足，肾不纳气，浊阴上泛，上盛下虚（上盛指痰涎上壅于肺；下虚，指肾阳虚衰）。症见上气喘促，四肢厥逆，冷汗不止，舌淡苔白，脉沉微等；奔豚，即气从小腹上冲胸，胸胁脘腹胀痛。亦治寒疝腹痛，肠鸣滑泄，男子阳痿精冷，女子血海虚寒等证。

【药理分析】真阳不足，下元虚冷为本方的主证。方中黑锡质重甘寒，镇摄浮阳；硫黄性热，温补命火，暖肾消寒。附子、肉桂温肾助阳，引火归元；胡芦巴、补骨脂、茴香均可温肾助阳，除冷散寒。沉香降逆平喘，纳气入肾；木香、肉豆蔻温中调气，行气止痛；川楝子苦寒，既可监制诸药，以防温燥太过，又疏肝利气，调畅气机。诸药合用，可温壮肾阳，镇纳肾虚浮阳。

附方

附子理中丸

【组成】干姜、人参、白术、炙甘草、附子各9克。

【用法】上药研为细末，炼蜜和丸。每次1丸（6～9克），温开水送服。

【功效】益气健脾，温阳祛寒。

【主治】风冷相乘，脾胃虚寒，脘腹疼痛，霍乱吐泻，四肢拘急等。

通脉四逆汤

【组成】附子（大者）10克，干姜9克，炙甘草6克。

【用法】水煎，分2次温服（附子先煎1小时）。

【功效】回阳通脉。

【主治】少阴病，症见下利清谷，里寒外热，手足厥逆，脉微欲绝，身反不恶寒，其人面赤，或利止，脉不出，或腹痛，或干呕，或咽痛等。

金液丹

【组成】硫黄（拣去砂石）300克。

【用法】将硫黄研细，用瓷盒子盛，再用水和赤石脂封口，然后用盐泥封好，晒干。地内先埋一小罐子，盛水令满，安盒子在上，用泥固济讫，慢火养七日七夜，候足，加顶火一斤煅，候冷取出，研为细末。再取此药末30克，用蒸饼50克，汤浸煮糊为丸，如梧桐子大，每次30丸，多至百丸（3～5克），温米汤送下。

【功效】助阳益火。

【主治】肾阳虚弱，久寒痼冷。症见腰膝冷痛，手足厥冷，自汗吐利，小便不禁，脉微等。也能治阳痿。

术附汤

【组成】白术30克，生附子15克。

【用法】二药为末，每次10～15克，加姜枣水煎，和滓服。如不应，加倍用。

【功效】助阳固脱，健脾燥湿。

【主治】肾阳衰微，寒湿郁遏脾阳，脾气脱陷。症见汗出身冷，气短喘急，下利，脉微欲绝等。

芪附汤

【组成】黄芪30克，附子15克。

【用法】上药水煎服。

【功效】固表止汗，益气助阳。

【主治】卫阳不固，肾阳虚衰，汗出不止，或恶寒肢冷，吐泻腹痛等。

十二、祛暑之剂

六一散

六一滑石同甘草，解肌行水兼清燥；
统治表里及三焦，热渴暑烦泻痢保；
益元碧玉与鸡苏，砂黛薄荷加之好。

《伤寒直格》（刘完素）

【组成】滑石180克，甘草30克。

【用法】上药共研细末，每次9克，和白蜜少许，冷水或灯芯汤调服，每日3次。

【功效】清暑利湿。

【主治】感受暑湿。症见身热口渴，心烦，小便不利，大便泄泻等。

【药理分析】感受暑热为本方主证。方中甘淡性寒、质重体滑的滑石清解暑热，且行水利湿，止烦渴。甘草清热和中，甘寒生津，为佐使药。本方药虽二味，但却为治疗感受暑湿的常用基础方，能统治表里上下三焦（在表则发热，在里则泄泻，在上则烦渴，在下则小便不利）。

三物香薷饮

三物香薷豆朴先，若云热盛加黄连；
或加苓草名五物，利湿祛暑木瓜宣；
再加参芪与陈术，兼治内伤十味全；
二香合入香苏饮，仍有藿薷香葛传。

《太平惠民和剂局方》

【组成】香薷100克，白扁豆、姜制厚朴各50克。

【用法】上三药共研粗末，每次9克，用水和酒煎，冷服。

【功效】化湿和脾，祛暑解表。

【主治】夏季外感于寒，内伤于湿。症见恶寒发热，无汗头痛，头重身倦，腹痛吐泻，胸闷，舌苔白腻，脉浮等。

【药理分析】夏季外感于寒为本方的主证。方中辛温芳香的香薷，既能发汗解表散寒，又能祛暑化湿和中，是夏季解表之要药。厚朴辛苦温燥，行气除满，内化湿滞。白扁豆补脾化湿，且能消暑。用酒少许同煎，意在增强散寒之力。三药合用，共奏祛暑解表、化湿和脾之功。

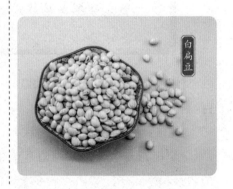

白扁豆

生 脉 散

生脉麦味与人参，保肺清心治暑淫；
气少汗多兼口渴，病危脉绝急煎斟。

《内外伤辨惑论》（李东垣）

【组成】麦冬9克，五味子6克，人参15克。

【用法】上药水煎服。

【功效】养阴保肺，益气生津。

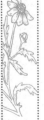

【主治】暑淫耗伤气阴。症见气短体倦，多汗口渴，咽干，脉虚细等；久咳肺虚，气阴两伤。症见呛咳少痰，气短自汗，口干舌燥，苔薄少津，脉虚数或虚细等。

【药理分析】暑淫伤人，耗气伤阴为本方的主证。故方中人参益气生津，大补肺气。麦冬甘寒，滋阴润肺，清心热。五味子酸温，敛肺止汗生津，收敛耗散的肺气。三药相合，一个补肺气，生津液；一个补肺阴，清心火；一个敛肺气止汗，所以有保肺清心之功。如病情危重，见脉微欲绝者，当急用本方煎汤服。

缩 脾 饮

缩脾饮用清暑气，砂仁草果乌梅暨；
甘草葛根扁豆加，吐泻烦渴温脾胃；
古人治暑多用温，暑为阴证此所谓；
大顺杏仁姜桂甘，散寒燥湿斯为贵。

《太平惠民和剂局方》

【组成】砂仁、草果、乌梅、炙甘草各120克，葛根、扁豆各60克。

【用法】上药共研粗末，每次12克，水煎冷服。

【功效】除烦止渴，温脾消暑。

【主治】感受暑湿，湿伤脾胃。症见呕吐泄泻，烦躁口渴，以及暑月酒食所伤等。

【药理分析】感受暑湿，暑热内伏，湿困脾胃为本方的主证。方中砂仁辛温芳香，醒脾和胃，理气化湿；扁豆清暑化湿；草果温脾燥湿，使湿去暑消；葛根既可解散暑热，又可鼓舞胃气上升而生津止渴；乌梅除热生津止渴；炙甘草健脾和中，以助脾运。诸药合用，共奏清暑热、除烦渴、温脾止泻之功。

清暑益气汤

清暑益气参草芪，当归麦味青陈皮；
曲柏葛根苍白术，升麻泽泻姜枣随。

《脾胃论》（李东垣）

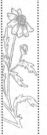

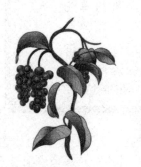

五味子

【组成】黄芪、苍术、升麻、五味子各3克，人参、泽泻、陈皮、炒神曲、白术各1.5克，炙甘草、当归、麦冬、青皮、黄柏、葛根各1克。

【用法】上药加生姜2片、大枣2枚同煎，温服。

【功效】祛湿健脾，清暑益气。

【主治】暑湿伤人，气津两伤。症见身热心烦，自汗口渴，四肢困倦，不思饮食，精神萎靡，胸满气促，身重，肢体疼痛，小便赤涩，大便溏黄，脉虚等。

【药理分析】夏季伤暑为本方的主证。方中升麻清解暑热，且升清气；葛根清热解暑，且又生津止渴；黄柏清热燥湿，尤善清下焦膀胱湿热；泽泻渗利湿热，使湿热从小便而去；黄芪、人参益气而固表，补被暑热所伤之气；麦冬清热养阴；五味子保肺生津敛汗；当归养血和阴；苍术、白术燥湿健脾；青皮、陈皮、炒神曲理气化滞消食。煎加生姜、大枣意在调补脾胃，以助脾运。诸药相配，合成清暑益气、养阴生津、祛湿健脾的方剂。

附方

鸡苏散

【组成】滑石、甘草、青黛各适量，白蜜少许。

【功效】疏风祛暑。

【主治】暑湿证兼见微恶风寒，头痛头胀、咳嗽不爽者。

碧玉散

【组成】滑石、甘草、薄荷各适量，白蜜少许。

【功效】祛暑清热。

【主治】暑湿证兼有肝胆郁热者。

益元散

【组成】滑石、甘草、辰砂（朱砂）各适量，白蜜少许。

【功效】兼能安神，清心祛暑。

【主治】暑湿证兼见心悸怔忡，失眠多梦。

六味香薷饮

【组成】香薷500克，扁豆、姜制厚朴各250克，茯苓、甘草、木瓜各适量。

【用法】上药水煎服。

【功效】祛暑利湿。

【主治】中暑湿盛者。

藿薷汤

【组成】香薷、扁豆、姜制厚朴、藿香、紫苏、白芷、陈皮、厚朴、制法半夏、茯苓、白术、桔梗、大腹皮、甘草各适量。

【用法】上药水煎服。

【功效】理气和中，祛暑解表。

【主治】伏暑吐泻。

十味香薷饮

【组成】香薷500克，扁豆、姜制厚朴各250克，茯苓、甘草、木瓜、人参、黄芪、陈皮、白术各适量。

【用法】上药水煎服。

【功效】补脾除湿，祛暑解表。

【主治】头重吐利，暑湿内伤，身体疲倦，神志昏沉等。

黄连香薷饮

【组成】香薷500克，姜制厚朴各250克，黄连适量。

【用法】水煎冷服。

【功效】祛暑清热。

【主治】口渴心烦，中暑热盛，或大便下鲜血等。

二香散

【组成】香附、紫苏叶、陈皮、甘草、木瓜、苍术各适量。

【用法】上药水煎服。

【功效】理气除湿，祛暑解表。

【主治】夏月外感风寒，内伤湿滞。症见身热恶寒，不思饮食，脘腹胀满等。

香薷葛根汤

【组成】香薷、扁豆、姜制厚朴、葛根各适量。

【用法】上药水煎服。

【功效】化湿舒筋，祛暑解表。

【主治】暑月伤风见项背拘急及伤暑泄泻。

五物香薷饮

【组成】香薷500克，扁豆、姜制厚朴各250克，茯苓、甘草各适量。

【用法】上药水煎服。

【功效】祛暑和中。

【主治】小便不利，伤暑泄泻等。

大顺散

【组成】干姜、肉桂、杏仁（去皮尖）各500克，甘草3 500克。

【用法】先将甘草用白砂炒至八分熟，次入干姜同炒，令姜裂，再入杏仁又同炒，候杏仁不作声为度，用筛隔净，后入肉桂，一起捣罗为散，每次6克，水煎去滓，温服。

【功效】散寒燥湿，温中祛暑。

【主治】热伏于里，感受暑邪，又加饮冷过多，脾胃受湿，升降失常，脏腑不调。症见食少体倦，呕吐泄泻，水谷不分，脉沉缓等。

十三、利湿之剂

五 苓 散

五苓散治太阳腑，白术泽泻猪茯苓；
膀胱化气添官桂，利便消暑烦渴清；
除桂名为四苓散，无寒但渴服之灵；
猪苓汤除桂与术，加入阿胶滑石停；
此为和湿兼泻热，疸黄便闭渴呕宁。

《伤寒论》（张仲景）

【组成】白术、猪苓、茯苓各9克，泽泻15克，桂枝（也可用官桂）6克。

【用法】上药共研细末，每次用米汤调服6克，每日3次。

【功效】温阳化气，利水渗湿。

【主治】蓄水证。症见小便不利，头痛发热，烦渴欲饮，或水入即吐，舌苔白，脉浮，水湿内停，又症见水肿，泄泻，小便不利，以及霍乱吐泻，中暑烦渴，身重等，又症见脐下动悸，吐涎沫而头眩，或短气而咳喘等。

【药理分析】本方在《伤寒论》中，原治太阳表邪未解，内传太阳之腑，以致膀胱气化不利，遂成太阳经腑同病的蓄水证。方歌云"五苓散治太阳腑"即是此意。所以水湿内停、小便不利的蓄水证为本方的主证，表邪未解及中暑均为本方的兼证，咳、喘、头眩等为本方的次要症状。方中泽泻甘淡性寒，直达膀胱，利水渗湿；猪苓、茯苓均淡渗利湿，利水渗湿，以使小便通利；白术健脾燥湿，脾健则可运化水湿；桂枝既外解表邪，又内助膀胱气化。诸药合用，共奏利水渗湿、温阳化气之功。

疏凿饮子

疏凿槟榔及商陆，苓皮大腹同椒目；
赤豆艽羌泻木通，煎益姜皮阳水服。

《济生方》（严用和）

【组成】槟榔、商陆、茯苓皮、大腹皮、椒目、赤小豆、秦艽、羌活、泽泻、木通各15克。

【用法】上10药共研细末，每次9～12克，加生姜皮水煎，去滓，温服。

【功效】疏风祛湿，行水退肿。

【主治】阳水证（水湿壅盛）。症见遍身水肿，喘呼口渴，大小便秘，胸腹胀满，脉沉数等。

【药理分析】阳水为本方的主证。方中用苦寒之商陆以通利二便，行水退肿。椒目苦寒，行水消肿；赤小豆、泽泻、木通利水去湿，使水湿从小便而去。茯苓皮、生姜皮、大腹皮能行皮肤中水湿；秦艽、羌活疏风发表，使水湿从肌表而去；槟榔行气利水。

舟 车 丸

舟车牵牛及大黄，遂戟芫花又木香；
青皮橘皮加轻粉，燥实阳水却相当。

《医方集解》引刘完素

【组成】黑牵牛（炒）120克，大黄（酒浸）60克，甘遂（面裹煨）、大戟（面裹煨）、芫花（醋炒）、青皮（炒）、橘皮各30克，木香15克，轻粉3克。

【用法】上药共研细末，水泛为丸，每次1.5克，天明时用温开水送下，以大便下利3次为恰当。若仅1～2次，且不通利，第二日早晨再服，用1.8～2.1克，渐渐加到3克，总以大便通畅下利为止。假使服后大便下利4～5次，或服后因下利而致精神萎靡不振，可减到0.6～0.9克。或隔一日、二日、三日服一次，到水肿水胀减轻为止。并忌食盐酱100日。

【功效】逐水消肿。

【主治】阳水证。症见水肿水胀，口渴气粗，腹坚，大小便秘，脉沉数有力等。

【药理分析】燥实阳水即为本方主证。方中黑牵牛苦寒以通利二便，下气行水。大黄荡涤肠胃，泻热通便；甘遂、大戟、芫花攻逐积水。两药相配，使水湿从二便分消而去。青皮、橘皮、木香疏畅气机，使气行则水行；轻粉走而不守，通窍利水，协助诸药，使水湿分消下泄。诸药相配，共奏行气逐水消肿之功。

五皮饮

五皮饮用五般皮，陈茯姜桑大腹奇；
或用五加易桑白，脾虚肤胀此方司。

《中藏经》

【组成】陈皮、茯苓皮、生姜皮、桑白皮、大腹皮各9克。

【用法】上药共为粗末，每次9克，水煎，去渣，温服。

【功效】理气健脾，利水消肿。

【主治】脾虚湿盛。症见一身悉肿，皮水，肢体沉重，心腹胀满，上气喘急，小便不利，舌苔白腻，脉沉缓等。

【药理分析】脾虚湿盛，溢于肌肤而致肤肿为本方主证。方中茯苓皮淡渗利湿，行水消肿。生姜皮、大腹皮行水消肿。三药相合，能去皮肤中的停水。又佐以桑白皮肃降肺气，通调水道，利水消肿，且泻肺平喘；陈皮理气健脾，燥湿和胃，使气行水行。诸药皆用其皮，则善行皮间之水气，故专治皮水。

大橘皮汤

大橘皮汤治湿热，五苓六一二方缀；
陈皮木香槟榔增，能消水肿及泻泄。

《奇效良方》（方贤）

【组成】茯苓4.5克，猪苓、泽泻、白术、木香、槟榔各3克，官桂1.5克，滑石12克，甘草1克，橘皮9克。

【用法】上药，加生姜5片，水煎服。

【功效】理气行水，清热利湿。

【主治】湿热内盛。症见小便不利，心腹胀满，大便泄泻及水肿等。

【药理分析】湿热内盛为本方的主证。方中滑石清热利湿。茯苓、猪苓、泽泻利水渗湿泄热，清热利湿，使湿热从小便而去。

白术健脾燥湿，脾健则可运化水湿；官桂温阳化气，使气化水行；槟榔行气利水；橘皮、木香理气行气，使气行则水行，气行湿亦化。诸药相合，可利小便而实大便，水湿从小便而去，则水肿、泄泻可消除。

实 脾 饮

实脾苓术与木瓜，甘草木香大腹加；
草蔻附姜兼厚朴，虚寒阴水效堪夸。

《济生方》（严用和）

【组成】茯苓、白术、木瓜、木香、大腹皮、草豆蔻、附子、炮干姜、厚朴各30克，炙甘草15克。

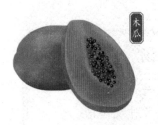

木瓜

【用法】上药共研粗末，每次12克，加生姜5片、大枣1枚煎服。

【功效】行气利水，温阳健脾。

【主治】阳虚水肿（虚寒阴水）。症见身半以下肿甚，手足不温，口中不渴，胸腹胀满，大便溏薄，舌苔厚腻，脉沉迟等。

【药理分析】虚寒阴水即为本方的主证。方中干姜温补脾阳，助脾运化水湿；附子温肾暖脾，助气化以行水。白术健脾燥湿；茯苓健脾渗湿，使水湿从小便而去。木瓜芳香醒脾化湿。大腹皮下气宽中，行水消肿；木香、厚朴行气散满，使气行则水行；草豆蔻燥湿健脾，温中散寒；加生姜、大枣意在调补脾胃，助脾运化。诸药相合，共奏温阳健脾，行气利水之效。

《汤头歌诀》白话精解

萆薢分清饮

萆薢分清石菖蒲，草梢乌药益智俱；
或益茯苓盐煎服，通心固肾浊精驱；
缩泉益智同乌药，山药糊丸便数需。

《杨氏家藏方》

【组成】川萆薢、石菖蒲、乌药、益智各30克，甘草梢15克。

【用法】上药共研粗末，每次12克，加盐一捻煎服。

【功效】温暖下元，利湿化浊。

【主治】下焦虚寒之膏淋、白浊。症见小便频数，白如米泔，凝如膏糊，舌淡苔白，脉沉等。

【药理分析】下焦虚寒所致膏淋、白浊为本方的主证。方中川萆薢利湿化浊，为治白浊的要药。石菖蒲通心窍，化浊除湿，分清化浊。乌药调气，温肾逐寒；益智温肾阳，缩小便，止遗浊尿频。甘草梢调和诸药，且直入茎中，增强利湿分清之功。加盐煎服，取其咸以入肾，引药直达下焦。诸药相合，利湿化浊，通心固肾，则病自除。

小半夏加茯苓汤

小半夏加茯苓汤，行水消痞有生姜；
加桂除夏治惊厥，茯苓甘草汤名彰。

《金匮要略》（张仲景）

【组成】半夏、茯苓各9克，生姜15克。

【用法】上药水煎，分2次温服。

【功效】行水消痞，降逆止呕。

【主治】膈间停水。症见突然呕吐，心下痞满，头眩心悸，口不渴等。

【药理分析】膈间停水为本方的主证。方中茯苓健脾渗湿行水，使膈间之水从小便而去；生姜辛温，为呕家圣药，既辛散水饮，又和胃降逆止呕；半夏辛温，行散水湿，和胃降逆止呕。

三药合用，使水行胃和，呕吐痞满也就自然消除。

八正散

八正木通与车前，蓄大黄滑石研；
草梢瞿麦兼栀子，煎加灯草痛淋蠲。

《太平惠民和剂局方》

【组成】木通、车前子、蓄、大黄、滑石、甘草梢、瞿麦、栀子各500克，灯心草适量。

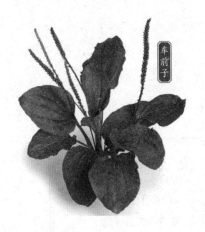

车前子

【用法】上药共研粗末为散同煎，去滓，温服。

【功效】清热泻火，利水通淋。

【主治】湿热淋证，尿血。症见尿频尿急，溺时涩痛，淋漓不畅，小便混赤，小腹胀急，甚者癃闭不通，口燥咽干，舌苔黄腻，脉滑数等。

【药理分析】湿热下注膀胱所致热淋为本方的主证。方中蓄、瞿麦除膀胱湿热，利水通淋。木通、滑石、车前子清热利湿通淋。栀子清泻三焦湿热，导湿热从小便去；大黄泄热降火；煎时加灯心草可增强诸药清热利尿之功。甘草调和诸药，缓急和中为使。若用甘草梢可直达茎中止尿道涩痛。诸药相配，使湿热从小便而去，则淋痛、尿血也就祛除了。

肾 着 汤

肾着汤内用干姜，茯苓甘草白术襄；
伤湿身痛与腰冷，亦名甘姜苓术汤；
黄芪防己除姜茯，术甘姜枣共煎尝；
此治风水与诸湿，身重汗出服之良。

《金匮要略》（张仲景）

【组成】甘草、白术各6克，干姜、茯苓各12克。

【用法】上药水煎，分3次温服。

【功效】温脾祛湿。

【主治】肾着病。症见身体重痛，腰以下冷痛，口不渴，饮食如故，小便自利，舌淡苔白，脉沉迟或沉缓等。

【药理分析】腰重冷痛为本方的主证。方中以辛热的干姜温脾散寒。白术甘苦温以健脾燥湿；茯苓健脾渗湿。使以甘草调和诸药，且又能补气健脾。四药相合，使寒去湿消，则腰重冷痛自除。

茵 陈 蒿 汤

茵陈蒿汤治疸黄，阴阳寒热细推详；
阳黄大黄栀子入，阴黄附子与干姜；
亦有不用茵陈者，仲景柏皮栀子汤。

《伤寒论》（张仲景）

【组成】茵陈18克，栀子9克，大黄6克。

【用法】水煎，分3次服。

【功效】退黄除湿，清热利湿。

【主治】湿热黄疸（阳黄）。症见一身面目俱黄，黄色鲜明如橘皮色，腹微满，口中渴，小便不利，舌苔黄腻，脉沉数等。

【药理分析】湿热黄疸为本方的主证。方中茵陈苦寒，善清热利湿退黄，是治黄疸的要药。栀子清热泻火，通利三焦，导湿热从小便而去。佐以大黄泻热逐瘀，通利大便，引湿热从大便出。三药合用，使湿热瘀滞下泄，小便通利，黄疸自消退。

羌 活 胜 湿 汤

羌活胜湿羌独芎，甘蔓藁本与防风；
湿气在表头腰重，发汗升阳有异功；
风能胜湿升能降，不与行水渗湿同；
若除独活芎蔓草，除湿升麻苍术充。

《内外伤辨惑论》（李东垣）

【组成】羌活、独活各6克，川芎、炙甘草、藁本、防风各3克，蔓荆子2克。

【用法】上药，水煎服。

【功效】升阳透表，祛风胜湿。

【主治】湿气在表。症见头痛头重，腰脊重痛，或一身都痛，有轻微寒热，苔白脉浮等。

【药理分析】风湿在表，头、肩、腰背重痛，苔白、脉浮为其主证。方中用羌活祛上半身风湿；独活祛下半身风湿，二药相合，能散周身风湿，利关节而通痹。防风、藁本祛风胜湿止痛，与君药相配，辛温升阳，发汗解表，使湿气随汗而解。佐以川芎行气活血，祛风止痛；蔓荆子祛风胜湿。炙甘草调和诸药。综合全方，以辛温发散、祛风胜湿药为主，因其能鼓舞人体阳气上升，服后当微发其汗，使在表之湿气随汗而出。

当 归 拈 痛 汤

当归拈痛羌防升，猪泽茵陈芩葛朋；
二术苦参知母草，疮疡湿热服皆应。

《兰室秘藏》（李东垣）

【组成】当归身、防风、猪苓、泽泻、知母、黄芩各9克，羌活、茵陈、炙甘草各15克，升麻、葛根、苍术、苦参、人参各6克，白术4.5克。

【用法】上药共研粗末，每次30克，水煎服。

【功效】疏风止痛，利湿清热。

【主治】湿热相搏。症见遍身肢节烦痛，肩背沉重，或一身疼痛，或脚气肿痛，脚膝生疮，脓水较多，舌苔白腻微黄，脉滑数等。

【药理分析】湿热相搏而致肢节沉重疼痛，脚气肿痛等为本方主证。方中羌活祛风胜湿，止周身重痛；茵陈清热利湿。猪苓、泽泻利小便而渗湿；知母、黄芩、苦参清热燥湿。佐以苍术、白术健脾燥湿；脾健则湿邪得以运化；防风宣透关节间风湿，与升麻、葛根一起升发脾胃清阳，以发散肌肉间风湿；当归养血活血，防苦燥渗利之品伤阴血；人参益气健脾，扶正祛邪。诸药相配，利湿清热，上下分消，使血气通利，经脉和畅。

三 仁 汤

三仁杏蔻薏苡仁，朴夏白通滑竹伦；
水用甘澜扬百遍，湿温初起法堪遵。

《温病条辨》（吴鞠通）

【组成】杏仁15克，生薏苡仁、飞滑石各18克，半夏10克，白蔻仁、厚朴、白通草、竹叶各6克。

【用法】上药，用甘澜水8碗，煮取3碗，每次1碗，每日3次。

【功效】清利湿热，宣畅气机。

【主治】湿温初起及暑温夹湿，邪在气分。症见头痛恶寒，

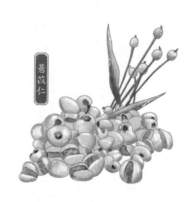

薏苡仁

身重疼痛，面色淡黄，胸闷，午后身热，苔白不渴，脉弦细而濡等。

【药理分析】湿温初起，邪在气分为本方的主证。方中杏仁宣利上焦肺气；白蔻仁芳香化湿，行气宽中，以畅中焦气机；生薏苡仁甘淡寒，利湿清热而健脾，导湿热从小便而去。三仁相合，宣上畅中渗下。滑石、通草、竹叶甘寒淡渗，利湿清热。佐以半夏、厚朴行气化湿，消痞除满。诸药相合，使湿去热清，诸证自除。

中 满 分 消 汤

中满分消汤朴乌，归萸麻夏荜升胡；
香姜草果参芪泽，连柏苓青益智需；
丸用芩连砂朴实，夏陈知泽草姜俱；
二苓参术姜黄合，丸热汤寒治各殊。

《兰室秘藏》（李东垣）

【组成】川乌、当归、麻黄、荜澄茄、柴胡、生姜、干姜、人参、泽泻、黄连、青皮各0.6克，吴茱萸、厚朴、草果、黄芪、黄柏各1.5克，升麻、木香、半夏、茯苓、益智各0.9克。

【用法】上药水煎，食前热服。

【功效】消胀除满，散寒利湿。

【主治】脾肾虚寒，清浊不分。症见中满寒胀，大小便不通，四肢厥逆，腹中寒，心下痞，食入反出，以及寒疝、奔豚等证。

【药理分析】脾（胃）肾虚寒，湿浊内郁为本方的主证。方中辛热之干姜温中散寒，以助脾运化水湿；吴茱萸味辛大热，归肝、脾、肾经，散寒燥湿，温助脾肾之阳。草果（原书是草豆蔻，非草果）散寒燥湿，温中止呕；荜澄茄既能暖脾胃而行滞气，又可温肾与膀胱；川乌散寒除湿；益智温暖脾肾散寒；茯苓、泽泻渗利湿浊，使湿浊从小便而去。上药相配，除湿散寒，暖脾胃温肾，利小便作用尤强。诸药相配，使寒得散，虚得补，气得顺，湿从上下分消，则中满寒胀自除。

甘露消毒丹

甘露消毒蔻藿香，茵陈滑石木通菖；
芩翘贝母射干薄，暑疫湿温为末尝。

《续名医类案》引叶天士

【组成】白蔻仁、藿香、连翘、射干、薄荷各120克，绵茵陈330克，飞滑石450克，石菖蒲180克，木通、川贝母各150克，淡黄芩300克。

【用法】上药生晒，共研细末，每次用开水调服9克，每日2次。也可用神曲糊丸，如弹子大9克，每次用开水化服1丸。

【功效】清热解毒，利湿化浊。

【主治】湿温时疫。症见发热倦怠，胸闷腹胀，四肢酸楚，小便短赤，咽肿口渴，吐泻淋浊，身目发黄，舌苔淡白或厚腻或干黄等。

【药理分析】湿温、时疫之邪留在气分为本方主证。方中滑石清热利湿而解暑，茵陈清热利湿而退黄，黄芩清热燥湿，泻火解毒，三药合用，清利湿热之功尤强。木通清热利尿，导湿热从小便去；石菖蒲、藿香芳香化浊，祛湿开胃。热毒上壅，咽颐肿痛，故佐以连翘、射干、薄荷解毒利咽散邪；贝母清热化痰，散结消肿；白蔻仁芳香悦脾，行气祛湿，使气畅湿行，胸闷腹胀则除。诸药相合，有利湿化浊，清热解毒的作用。

五淋散

五淋散用草栀仁，归芍茯苓亦共珍；
气化原由阴以育，调行水道妙通神。

《太平惠民和剂局方》

【组成】生甘草、当归各15克，栀子、赤芍各60克，赤茯苓18克。

【用法】上药共研细末，每次

6克，水煎，空腹服。

【功效】泻火通淋。

【主治】五淋。症见尿频、尿急，淋沥不畅，脐腹急痛，劳倦即发，或尿如豆汁，或尿含砂石，或尿淋如膏等。

【药理分析】五淋即为本方的主证。方中苦寒之栀子泻三焦之火而利小便，使湿热从小便而去。赤茯苓渗利膀胱湿热，利水道泻热；赤芍既清热凉血，又可利小便；当归养血和血，补益肝肾，防利尿伤阴血；生甘草泻火和中调药。诸药相配，有泻火通淋之功。

鸡鸣散

鸡鸣散是绝奇方，苏叶茱萸桔梗姜；
瓜橘槟榔煎冷服，肿浮脚气效彰彰。

《证治准绳》（王肯堂）

【组成】紫苏叶9克，吴茱萸6克，桔梗、生姜、槟榔各15克，木瓜、橘皮各30克。

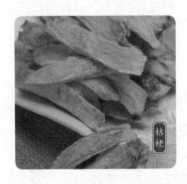
桔梗

【用法】上药研成粗末，隔宿用水3大碗，慢火煎至1碗半，药汁倒出，药渣再加水2大碗，煎至1碗，2汁相合，安置床头，至次日五更鸡鸣时作2～3次冷服（冬天可略温服）。

【功效】行气降浊，温化寒湿。

【主治】湿脚气。症见足胫肿重无力，麻木冷痛，不能行走，恶寒发热，或挛急上冲，甚至胸闷泛恶。亦可治风湿流注，脚足痛不可忍，筋脉浮肿。

【药理分析】寒湿之邪，下着两足所致湿脚气为本方的主证。方中槟榔质重下达，利水化湿。木瓜酸温，下冷气化湿，舒筋通络。佐以生姜、吴茱萸散寒祛湿，且和胃降逆；紫苏叶、桔梗宣通气机，外散表邪；橘皮健脾理气。诸药相配，开上，畅中，导下，共奏温化寒湿、宣通散邪、行气降浊之功效。服后久着之寒湿从大便而去，肌表之邪从微汗而解，因此治疗湿脚气疗效显著。

二妙丸

二妙丸中苍柏煎，若云三妙膝须添；
痿痹足疾堪多服，湿热全除病自痊。

《丹溪心法》（朱丹溪）

【组成】黄柏、苍术各20克。

【用法】上药同炒，共研细末，姜汁泛丸，每次6～9克。亦可作散剂，或作汤剂水煎服，用量视病情酌定。

【功效】清热燥湿。

【主治】湿热气盛或湿热下注。症见全身骨酸，股膝无力，足踝痿弱（下肢痿软无力）。或足膝红肿热痛，或湿热带下，或下部湿疮，小便短赤，舌苔黄腻等。

【药理分析】湿热内盛及湿热下注为本方主证。方中黄柏寒以清热，苦以燥湿，善祛下焦湿热。苍术苦温，善能燥湿健脾。二药相配，合成清热燥湿之功，使湿去热清，诸证自除。

附方

猪苓汤

【组成】阿胶、滑石各9克，猪苓、茯苓各6克，泽泻10克。

【用法】水煎（阿胶烊化），分3次温服。

【功效】利水清热养阴。

【主治】水热互结。症见小便不利，发热，口渴欲饮，或心烦不寐，兼有咳嗽，呕恶，下利等。又可治血淋，小便涩痛，点滴难出，小腹胀满等。

四苓散

【组成】白术、猪苓、茯苓各6克，泽泻10克。

【用法】上药水煎服。

【功效】利水渗湿。

【主治】内伤饮食有湿。症见小便不利，大便溏泻，口渴等。

缩泉丸

【组成】益智、乌药各等分。

【用法】二药研为细末，再用酒煮山药成糊，和成丸药，如梧桐子大，每次6～9克，用盐酒或米汤送下。

【功效】缩尿止遗，温肾祛寒。

【主治】下元虚冷，小便频数，及小儿遗尿。

茯苓甘草汤

【组成】茯苓12克，桂枝6克，生姜9克，炙甘草3克。

【用法】水煎，分3次温服。

【功效】通阳利水，温中化饮。

【主治】水饮停心下。症见心下悸，口不渴，四肢厥逆等。

防己黄芪汤

【组成】防己12克，黄芪15克，白术9克，甘草6克。

【用法】上4药研为细末，每次9克，加生姜4片、大枣1枚，水煎温服。

【功效】健脾利水，益气祛风。

【主治】风水或风湿。症见汗出恶风，身重，小便不利，舌淡苔白，脉浮等。

栀子柏皮汤

【组成】栀子9克，黄柏6克，炙甘草3克。

【用法】水煎，分2次温服。

【功效】清热利湿。

【主治】伤寒身热发黄。

羌活除湿汤

【组成】本方系羌活胜湿汤除去独活、川芎、蔓荆子、甘草，加升麻、苍术而成。

【用法】上药水煎服。

【功效】祛风除湿。

【主治】一身尽痛，风湿相搏。

中满分消丸

【组成】炒黄连、枳实、半夏各15克，炒黄芩36克，砂仁、干生姜、白茯苓各6克，厚朴30克，陈皮、泽泻各9克，知母12克，炙甘草、猪苓、人参、白术、姜黄各3克。

【用法】共研细末，汤浸蒸饼糊丸，如梧桐子大，每次100丸（6～9克），开水送下。

【功效】消胀除满，清热利湿。

【主治】湿热内蕴而致中满热胀、二便不利及气胀、水胀等。

三妙丸

【组成】黄柏120克，苍术180克，川牛膝60克。

【用法】上药为末，面糊为丸，如梧桐子大，每次5丸（6～9克），空腹服，姜、盐汤送下。

【功效】清热燥湿。

【主治】湿热下注所致痿、痹等证。症见下肢痿软无力，两脚麻木、或如火烙之热。

十四、润燥之剂

润肠丸

润肠丸用归尾羌，桃仁麻仁及大黄；
或加芄防皂角子，风秘血秘善通肠。

《脾胃论》（李东垣）

【组成】当归尾、羌活、大黄各15克，桃仁、麻仁各30克。

【用法】上药捣研极细末，用白蜜炼和做成丸药，如梧桐子大，每次6～9克，白开水送下。

【功效】疏风活血，润肠通便。

【主治】风秘、血秘。症见大便秘涩，不思饮食等，以及脾胃有伏火之便秘。

【药理分析】血虚肠燥，津液不足为本方的主证。不思饮食为本方的次要症状。方中麻仁润燥滑肠通便，兼能补虚。桃仁助君润肠通便，又能活血祛瘀；大黄泻肠胃伏火燥热，通便逐瘀；当归尾养血活血，润肠通便。羌活疏散风邪。五药合用，使血和风疏，肠胃得润，大便自然通利。

消渴方

消渴方中花粉连，藕汁地汁牛乳研；
或加姜蜜为膏服，泻火生津益血痊。

《丹溪心法》（朱丹溪）

【组成】天花粉末、黄连末、藕汁、生地黄汁、牛乳各10克。

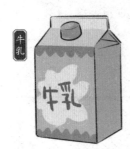

【用法】将天花粉末、黄连末入藕汁、生地黄汁、牛乳中调匀服。或再加入生姜汁、蜂蜜做成膏，噙化（即将膏含在口中）。

【功效】益血润燥，泻火生津。

【主治】胃热消渴。症见善消水谷，多食易饥，口渴欲饮等。

【药理分析】胃热消渴为本方的主证。方中苦寒的黄连清泻胃热，兼泻心火；天花粉甘寒，生津止渴，清热润燥。生地黄滋阴清热，尤善滋肾水；藕汁降火生津；牛乳补血润燥。或加入生姜汁和胃降逆，鼓舞胃气；蜂蜜清热润燥，且可调和诸药。诸药合用，有泻火生津，益血润燥的作用，能使胃热消渴痊愈。

猪肾荠苨汤

猪肾荠苨参茯神，知芩葛草石膏因；
磁石天花同黑豆，强中消渴此方珍。

《备急千金要方》（孙思邈）

【组成】猪肾1具，桔梗（荠苨）、石膏各9克，人参、茯神、知母、黄芩、葛根、甘草、磁石、天花粉各6克，黑大豆30克。

【用法】上药，用水先煮猪肾、黑大豆取汁，用汁煎诸药，分3次服。

【功效】泻火解毒，补肾生津。

【主治】肾消强中。症见小便频数，唇焦口渴，多饮，并见强中，或发痈疽等。

【药理分析】肾阴耗伤，热毒蕴积为本方的主证。方中猪肾、黑大豆补肾益阴；桔梗甘寒，解毒生津，与黑大豆相配，能解金石药的热毒。葛根、天花粉清热生津止渴；磁石补肾益精潜阳；石膏、黄芩、知母清热泻火，知母又能滋阴润燥。人参、茯神、甘草益气健脾，使肾阴生化有源。甘草调和诸药。诸药相配，有补肾生津，解毒泻火之功。

通 幽 汤

通幽汤中二地俱，桃仁红花归草濡；
升麻升清以降浊，噎塞便秘此方需；
有加麻仁大黄者，当归润肠汤名殊。

《脾胃论》（李东垣）

【组成】生地黄、熟地黄各1.5克，桃仁（研）、红花、当归身、炙甘草、升麻各3克。

【用法】上药，水煎温服。

【功效】活血通幽，养血润燥。

【主治】幽门不通而上攻，吸门不开（吸门即会厌）。症见噎塞，气不得上下，大便艰难等。

【药理分析】幽门不通上攻为本方的主证。方中当归身、生地黄补血滋阴，润燥通便。熟地黄滋阴补血润燥；桃仁、红花活血祛瘀，润肠通便。升麻为阳明引经药，可引诸药入胃，且又可散郁热，升清阳，清阳升则浊阴自降，以加强通幽通便之功。甘草益气和中调药。诸药相配，共奏养血润燥，活血通幽之功。

炙 甘 草 汤

炙甘草汤参姜桂，麦冬生地火麻仁；
大枣阿胶加酒服，虚劳肺痿效如神。

《伤寒论》（张仲景）

【组成】炙甘草12克，人参、阿胶各6克，生姜、桂枝各9克，麦冬、火麻仁各10克，生地黄30克，大枣10枚。

【用法】上药用清酒和水先煎煮八味药（留下阿胶），去滓取汁，内放阿胶烊化消尽，分3次温服。

【功效】益气温阳，滋阴养血。

【主治】阴血不足，阳气虚弱。症见脉结代，心动悸，虚羸少气，舌光少苔，或质干而瘦小者；虚劳肺痿。症见咳唾涎沫，形瘦短气，虚烦不眠，自汗或盗汗，咽干口燥，大便干结，脉虚数等。

【药理分析】阴血不足，阳气虚弱而致心动悸，脉结代及虚劳肺痿均为本方的主证。方中生地黄滋阴养血。阿胶、麦冬滋阴养血，以养心血，滋心阴，充血脉，润肺燥；炙甘草、人参、大枣益心气，补脾气，以资气血生化之源。火麻仁润燥通便兼补虚；桂枝、生姜、酒皆是辛温之品，以通阳复脉，与滋阴益气药相配，既可温而不燥，又使气血流通，脉道通利。诸药合用，共奏滋阴养血，益气温阳复脉之功。

清 燥 汤

清燥二术与黄芪，参苓连柏草陈皮；
猪泽升麻五味曲，麦冬归地痿方推。

《脾胃论》（李东垣）

【组成】苍术9克，黄芪4.5克，人参、白茯苓、升麻、五味子各1克，黄连、黄柏、柴胡各0.3克，炙甘草、猪苓、神曲、麦冬、当归身、生地黄各0.6克，陈皮、泽泻、白术各1.5克。

【用法】上药共研粗末，每次15克，水煎服。

【功效】健脾祛湿，清肺润燥。

【主治】肺金受湿热之邪。症见痿躄喘促，胸满少食，色白毛败，头眩体重，口渴便秘等。

【药理分析】湿热熏蒸，肺伤而燥为本方的主证。方中麦冬甘寒，滋养肺胃之阴，兼清肺热；黄芪补脾气益肺气，以补土生金，金能生水；生地黄、当归滋阴养血，以补肝肾；五味子益气生津保肺，又能下滋肾水；黄连、黄柏清热燥湿；人参大补元气，益脾肺，以资生化之源；苍术、白术健脾燥湿，以助脾运；茯苓、猪苓、泽泻利湿清热，导湿热之邪从小便去；升麻、柴胡以升清气，清阳升则湿浊降，兼可清热；陈皮理气健脾燥湿；神曲消食化滞；炙甘草补中调药。

诸药相配，使肺中湿热得清，肺燥得润，肺复清肃，以滋肾水，诸证可除。

滋燥养营汤

滋燥养营两地黄，芩甘归芍及艽防；
爪枯肤燥兼风秘，火燥金伤血液亡。

《赤水玄珠》（孙一奎）

【组成】生地黄、熟地黄、黄芩（酒炒）、当归、芍药（炒）、秦艽各3克，甘草、防风各1.5克。

【用法】上药水煎服。

【功效】润燥养血。

【主治】火灼肺金，血虚外燥。症见皮肤干燥皲揭（即粗燥而褶纹明显），爪甲枯槁，筋脉拘急，肌肤瘙痒，大便燥结等。

【药理分析】火灼肺阴，血虚外燥为本方的主证。方中当归润燥养血。生地黄、熟地黄滋阴补血，润肺补肝；芍药养肝血，兼泻肝热。由于兼有风热，所以又佐黄芩清肺热；秦艽、防风以散风（二药皆为风药中的润药），秦艽又能通络舒筋。甘草泻火调和诸药。诸药相配，组成一个滋阴润燥养血，兼以清热散风之剂。

白茯苓丸

白茯苓丸治肾消，花粉黄连草薢调；
二参熟地覆盆子，石斛蛇床胼胫要。

《太平圣惠方》

【组成】白茯苓、天花粉、黄连、草薢、人参、玄参、熟地黄、覆盆子各30克，石斛、蛇床子各22克，鸡内金（鸡肫胵）（微炒）30具。

【用法】上药共研细末，和白

蜜做成丸药，如梧桐子大，每次9克，用磁石煎汤送下。

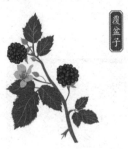

覆盆子

【功效】生津润燥，补肾清热。

【主治】肾消。症见两腿渐细，腿脚无力，口渴多饮，小便频数，尿混如膏脂、味甘等。

【药理分析】肾阴亏虚，胃有积热为本方的主证。方中熟地黄滋补肾阴；白茯苓补脾益胃，助脾健运，使阴津生化有源，且又淡渗利湿，导热从小便去。玄参助熟地黄滋补肾阴，并清虚热；石斛甘寒，养胃阴，生津液，滋肾阴，清虚热；黄连、天花粉清胃热，天花粉又能生津止渴。人参益气补脾，生津止渴；萆薢清热利湿去浊；覆盆子益肾固精缩尿；蛇床子温肾壮阳，以助气化；鸡内金运脾健胃，消食除热，且止小便数；共为佐药。用磁石煎汤送下，取其色黑重坠，引诸药入肾，补肾益精，有佐使之用。

活血润燥生津散

活血润燥生津散，二冬熟地兼瓜蒌；
桃仁红花及归芍，利便通幽善泽枯。

《医方集解》引丹溪方

【组成】天冬、麦冬、瓜蒌各2.5克，熟地黄、当归、白芍各3克，桃仁、红花各1.5克。

【用法】上药水煎服。

【功效】活血通便，润燥生津。

【主治】内燥血枯。症见津液枯少，大便秘结，皮肤干燥，口干等。

【药理分析】内燥血枯为本方的主证。方中熟地黄、当归滋阴养血润燥，当归又活血，且润肠通便。白芍益阴养血润燥；天冬、麦冬、瓜蒌滋阴润燥，兼能生津，润肠通便。桃仁、红花活血祛瘀，桃仁又可润肠通便。诸药合用，能滋阴养血，润燥生津，活血通便，对内燥血枯，皮肤枯槁的病证，有润泽之功。

地黄饮子

地黄饮子参芪草，二地二冬枇斛参；
泽泻枳实疏二腑，躁烦消渴血枯含。

《易简方》（王贶）

【组成】人参、黄芪、炙甘草、生地黄、熟地黄、天冬、麦冬、枇杷叶、石斛、泽泻、枳实各6克。

【用法】上药共研粗末，每次9克，水煎服。或作汤剂，水煎服。

【功效】除烦止渴，滋阴补血。

【主治】消渴证。症见咽干口渴，多饮，烦躁，面赤，小便频数量多等。

【药理分析】阴虚有火、血枯为本方的主证。方中生地黄、熟地黄滋阴养血以润燥，生地黄又可清热。天冬、麦冬、石斛滋养肾胃之阴，且又清热。人参、黄芪、炙甘草益气补脾，使阴血生化有源，补气以生血，气旺能生水；枇杷叶清降肺胃之热；泽泻疏利膀胱；枳实疏利大肠，使火热从下而去。诸药合用，使阴血得补，内热得清，则烦躁消渴可除。

搜风顺气丸

搜风顺气大黄蒸，郁李麻仁山药增；
防独车前及槟枳，菟丝牛膝山萸仍；
中风风秘及气秘，肠风下血总堪凭。

《太平圣惠方》

【组成】大黄（九蒸九晒）150克，郁李仁、火麻仁、山药、车前子、淮牛膝、山茱萸各60克，防风、独活、槟榔、炒枳壳、菟丝子各30克。

【用法】上药共研细末，和白蜜做成丸药，如梧桐子大，每次9克，清茶或温酒、米汤送下。

【功效】搜风顺气，润燥通便。

【主治】中风风秘、气秘。症见大便秘结，小便不畅，周身虚痒，脉浮数等。亦治肠风下血，中风瘫痪。

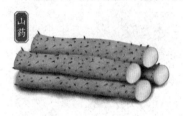
山药

【药理分析】风热壅于大肠，津液不行，大便秘结为本方的主证。方中大黄泻燥结，清瘀热，其经九蒸九晒后则性质比较缓和；火麻仁润燥通便；郁李仁助麻仁润肠通便；防风、独活搜散风邪。车前子利小便；枳壳、槟榔下气宽肠，破滞顺气，使大肠风热从下而去；山药补气养阴，以助润燥；山茱萸、菟丝子补益肝肾，益阴壮阳；怀牛膝补益肝肾，强壮筋骨，又可引诸药下行。诸药相合，共奏搜风顺气，润燥通便，补益肝肾之功。

酥蜜膏酒

酥蜜膏酒用饴糖，二汁百部及生姜；
杏枣补脾兼润肺，声嘶气惫酒喝尝。

《千金要方》（孙思邈）

【组成】酥、白蜜、饴糖、百部汁、生姜汁、杏仁（研）、大枣各50克。

【用法】上药用微火缓缓煎熬如膏，每次用酒细细咽下一汤匙。

【功效】补脾润肺。

【主治】气乏声嘶，阴虚肺燥。症见气短乏力、声音嘶哑、咽喉干燥，或见咳喘、吐涎沫等。

【药理分析】肺燥阴不足为本方的主证。方中酥、蜜，补脾润肺燥。百部、杏仁润肺止咳，宣利肺气；饴糖润肺止咳，补脾益气，使气阴生化有源。姜汁、大枣调补脾胃，以培土生金，生姜汁且又散寒化痰饮，润肺补脾不敛邪。诸药合用，使肺气阴得补，肺得濡润，宣降正常，则声嘶气惫可治愈。用酒辛散温行，能助药力上行于胸膈之间，又使滋补不腻。

韭汁牛乳饮

韭汁牛乳反胃滋，养营散瘀润肠奇；
五汁安中姜梨藕，三般加入用随宜。

《丹溪心法》（朱丹溪）

【组成】韭菜汁、牛乳各等分。

【用法】上二汁相合，时时小口地喝。有痰阻者，加入姜汁。

【功效】散瘀润肠，滋燥养血。

【主治】胃脘有死血，干燥枯槁。症见食下胃脘痛，翻胃便秘等。

【药理分析】本方证系胃脘有瘀血阻滞，瘀血不去，新血不生，瘀久血枯燥热，胃肠干燥所致。故血枯胃燥为本方的主证。有痰瘀则为本方的兼证。方中牛乳甘温，润燥养血。韭汁辛温，益胃消瘀。二药合用，使胃润得降，肠润便通，瘀血去，胃无阻，食得下。

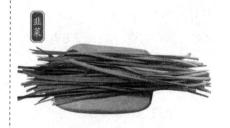

韭菜

滋肾通关丸

滋肾通关桂柏知，溺癃不渴下焦医；
大补阴丸除肉桂，地龟猪髓合之宜。

《兰室秘藏》（李东垣）

【组成】肉桂1.5克，黄柏（酒炒）、知母（酒炒）各30克。

【用法】三药共研细末，水泛为丸，如梧桐子大，每次9克，空腹白汤送下。

【功效】降火燥湿，滋肾通关。

【主治】湿热蕴结膀胱，耗伤肾阴。症见小便癃闭，点滴而下，甚则不通，口不渴等。

【药理分析】湿热蕴结下焦，肾阴被耗为本方的主证。方中用苦寒质润之知母以滋润肾阴，且又降火；黄柏苦寒，泻下焦湿热而坚阴，二药共用，滋阴降火，清热燥湿之力尤强。配少许肉桂以温养命门真阳，蒸水化气，使小便通利。三药合用，使下焦湿热得清，肾阴得补，气化正常，癃闭自除。

清 燥 救 肺 汤

清燥救肺参草杷，石膏胶杏麦芝麻；
经霜收下干桑叶，解郁滋干效可夸。

《医门法律》（喻嘉言）

【组成】人参、杏仁各2克，甘草、枇杷叶、阿胶、黑芝麻各3克，麦冬4克，石膏7.5克，桑叶（经霜者）9克。

【用法】上药水煎热服。

【功效】清燥润肺。

【主治】温燥伤肺。症见头痛身热，干咳无痰，气逆而喘，咽喉干燥，口渴鼻燥，心烦，胸膈满闷，舌干少苔，脉虚大而数。

【药理分析】温燥伤肺为本方的主证。方中桑叶清宣肺中燥热。石膏清肺经之热；麦冬甘寒，养阴润肺，以补燥热所伤之阴津。阿胶、黑芝麻助麦冬养阴润肺；杏仁、枇杷叶降泄肺气，使肺气肃降有权；因燥热伤肺，致气阴两伤，又用人参、甘草益气补中，使土旺金生，肺气自旺。诸药相配，使燥热得宣散，肺郁得解除，气阴得恢复，而奏清燥救肺之功。

沙 参 麦 冬 饮

沙参麦冬饮豆桑，玉竹甘花共合方；
秋燥耗伤肺胃液，苔光干咳此堪尝。

《温病条辨》（吴鞠通）

【组成】沙参、麦冬各9克，生扁豆、冬桑叶、天花粉各4.5克，玉竹6克，生甘草3克。

【用法】上药水煎，分2次服。

【功效】生津润燥，清养肺胃。

【主治】秋燥伤肺，肺胃阴伤。症见咽干口燥，或身热，或干咳，舌红少苔，脉细数等。

【药理分析】燥伤肺胃阴津

为本方的主证。方中沙参、麦冬清肺热，养肺阴，且养胃阴，生津液。桑叶质轻性寒，清宣肺中燥热；天花粉、玉竹滋养肺胃之阴，清热生津止渴。扁豆、甘草益气健脾，培土生金。甘草为调药、使药之用。诸药相配，共奏清养肺胃，生津润燥之功。

黄连阿胶汤

黄连阿胶鸡子黄，芍药黄芩合自良；
更有驻车归醋用，连胶姜炭痢阴伤。

《伤寒论》（张仲景）

【组成】黄连12克，阿胶9克，鸡蛋黄2枚，芍药、黄芩各6克。

【用法】上药，宜先煎黄连、黄芩、芍药，然后去滓，放入阿胶烊化尽，再放鸡蛋黄，搅令相得。

【功效】清心火，滋肾阴。

【主治】心火偏盛，热伤肾

阴。症见心烦，失眠，舌红绛，苔黄，脉细数等。

【药理分析】肾阴不足，心火亢盛均为本方的主证。方中阿胶滋阴养血；黄连直泻心火；芍药、鸡蛋黄助阿胶滋阴补血；黄芩助黄连泻火除烦。诸药相合，有滋阴补血、泻火除烦之效。

增液汤

增液汤中参地冬，鲜乌或入润肠通；
黄龙汤用大承气，甘桔参归妙不同。

《温病条辨》（吴鞠通）

【组成】玄参30克，生地黄、麦冬（连心）各24克。

【用法】上药，水煎服。

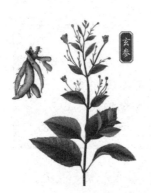
玄参

【功效】增液润燥。

【主治】津液不足，阳明温病。症见大便秘结，口渴，舌干红，脉细数或沉细无力等。

【药理分析】津液不足，大便秘结为本方的主证。方中玄参咸苦寒，以滋阴生津，润燥滑肠。麦冬、生地黄皆甘寒滋润养阴之品，增液润燥。三药合用，养阴增液，润燥通便，兼可清热，以"增水行舟"。

琼玉膏

琼玉膏中生地黄，参苓白蜜炼膏尝；
肺枯干咳虚劳症，金水相滋效倍彰。

《医方集解》引申先生方

【组成】生地黄2 000克，人参180克，茯苓360克，白蜜1 000克。

【用法】先将生地黄熬汁去渣，入白蜜炼稠，再将人参、茯苓研细末，与蜜和匀，装入瓷罐封好，隔水煮成膏，每次用开水冲服6～9克。

【功效】益气补脾，滋阴润肺。

【主治】虚劳干咳。症见干咳无痰，口干咽燥，甚则咯血，肌肉消瘦，气短乏力等。

【药理分析】肺肾阴亏之干咳为本方的主证。方中用甘寒之生地黄滋肾壮水，且清虚火。白蜜养肺润燥。二药合用，有金水相生之义，壮水制火之功。人参、茯苓益气补脾，可使土旺金生。诸药相配，滋肾润肺，补土生金；金水相生，故对肺枯干咳疗效显著。

附方

五汁安中饮

【组成】本方系韭汁牛乳饮再加姜汁、梨汁、藕汁而成。

【用法】少量频服。

【功效】消瘀化痰，润燥养血。

【主治】胃有寒痰瘀血或胃燥血枯。症见食下作痛，反胃噎膈，大便艰涩，口干咽燥，胸膈痞闷隐痛等。

大补阴丸

【组成】知母、黄柏各120克，熟地黄、龟甲各180克，猪脊髓适量。

【用法】前四药共研细末，猪脊髓蒸熟，炼蜜为丸，每次70丸（6～9克），空腹淡盐水送服。

【功效】滋阴降火。

【主治】虚火上炎，肝肾阴虚。症见骨蒸潮热，盗汗遗精，咳嗽咯血，心烦易怒，足膝疼热或痿软，舌红少苔，尺脉数而有力。

驻车丸

【组成】黄连180克，干姜60克，当归、阿胶各90克。

【用法】除阿胶外均研成细末，再用适量的醋烊化阿胶，与药末和匀做丸，如大豆许，每次6～9克，米汤或温开水送下。

【功效】养阴补血，寒热并调。

【主治】下痢脓血，冷痢肠滑，日夜无节，痢久伤阴。

黄龙汤

【组成】大黄、厚朴各12克，芒硝、当归各9克，甘草3克，人参6克。

【用法】先加生姜3片，大枣2枚，水煎，煎之后，再入桔梗一撮煎，温服。

【功效】补气益血，泻热通便。

【主治】里热实证而见气血虚弱。症见下利清水，色纯青（即热结旁流），或大便秘结，脘腹胀满，腹痛拒按，身热口渴，神倦少气，谵语，甚或循衣撮空，神昏肢厥，口舌干燥，舌苔焦黄或焦黑，脉虚等。

十五、泻火之剂

清骨散

清骨散用银柴胡，胡连秦艽鳖甲符；
地骨青蒿知母草，骨蒸劳热保无虞。

《证治准绳》（王肯堂）

【组成】银柴胡5克，胡黄连、秦艽、炙鳖甲、地骨皮、青蒿、知母各3克，炙甘草2克。

【用法】上药水煎服。

【功效】退骨蒸，清虚热。

【主治】虚劳骨蒸，或低热日久不退。症见唇红颧赤，形瘦盗汗，舌红少苔，两脉细数。

【药理分析】虚劳骨蒸为本方主证。方中银柴胡甘微寒，善退虚热而无苦泄之弊。知母滋阴润燥，泻肺肾虚火；胡黄连清血分之热；地骨皮清泄肺热，除有汗骨蒸；青蒿、秦艽善透伏热，使从外解；诸药配合内清外透。佐鳖甲滋阴潜阳，并引诸药入阴分。少用甘草调和诸药。诸药合用，功效卓著。

升阳散火汤

升阳散火葛升柴，羌独防风参芍侪；
生炙二草加姜枣，阳经火郁发之佳。

《脾胃论》（李东垣）

【组成】葛根、升麻、羌活、独活、人参、白芍各15克，柴胡24克，生甘草6克，炙甘草9克，防风7.5克。

【用法】加生姜、大枣，水煎服。

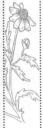

【功效】升脾胃阳气，散中焦郁火。

【主治】胃虚过食冷物，抑遏阳气，火郁脾土。症见四肢发热，肌热，骨髓中热，热如火燎，扪之烙手。

【药理分析】阳经火郁为本方主证。方中柴胡以散少阳之火。升麻、葛根发散阳明之火，羌活、防风发散太阳之火，独活发散少阴之火。均为味薄气轻，上行升散之药，使三焦舒畅，阳气升腾，火郁得解。佐以人参、甘草益气健脾，白芍敛阴清热，姜、枣调和脾胃，酸敛甘缓，散中有收。

清 震 汤

清震汤治雷头风，升麻苍术两般充；
荷叶一枚升胃气，邪从上散不传中。

《素问病机气宜保命集》（刘完素）

【组成】升麻、苍术各15克，全荷叶1张。

【用法】上药水煎服。

【功效】健脾燥湿，升清解毒。

【主治】雷头风。

【药理分析】风热外攻，痰火内郁为本方主证。方中升麻升清气，解百毒；苍术燥湿健脾，发汗解肌。荷叶升胃中清气，助辛温升散之药上行而发散，并保护胃气，使邪不传里。诸药合用，功效卓著。

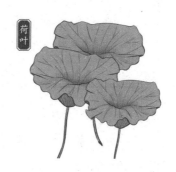

荷叶

附子泻心汤

附子泻心用三黄，寒加热药以维阳；
痞乃热邪寒药治，恶寒加附治相当；
大黄附子汤同意，温药下之妙异常。

《伤寒论》（张仲景）

【组成】大黄6克，黄连、黄芩、附子各3克。

【用法】水煎服，附子另煎。

【功效】助阳固表，泻热除痞。

【主治】热痞兼表阳虚。症见心下痞塞不通，按之柔软不痛，心下或胸中烦热，口渴，而后恶寒汗出，苔黄，关脉浮盛。

【药理分析】无形邪热结于心下（胃脘部），气窒不通致心下痞为本方主证。方中大黄、黄连、黄芩味薄气轻，清泄上部邪热而消痞；附子辛热醇厚，温经扶阳。本方寒热并用，各奏其功。

钱乙泻黄散

钱乙泻黄升防芷，芩夏石斛同甘枳；
亦治胃热及口疮，火郁发之斯为美。

《证治准绳》（王肯堂）

【组成】升麻、防风、白芷、黄芩、枳壳各4.5克，半夏3克，石斛4克，甘草2.1克，生姜3片。

【用法】上药水煎服。

【功效】发散脾胃郁火。

【主治】脾胃风热郁火。症见口唇燥裂，或生口疮。

【药理分析】脾胃风热郁火为本方主证。方中升麻、白芷散胃经风热，防风祛风而散脾火。黄芩泻中上二焦之热，枳壳利中上二焦之气，石斛清热养胃，甘草泻脾火。半夏、生姜调和胃气。诸药合用，功效卓著。

半夏泻心汤

半夏泻心黄连芩，干姜甘草与人参；
大枣和之治虚痞，法在降阳而和阴。

《伤寒论》（张仲景）

【组成】半夏9克，黄连3克，黄芩、干姜、炙甘草、人参、大枣各6克。

【用法】上药水煎服。

【功效】健脾益气，泻热散痞。

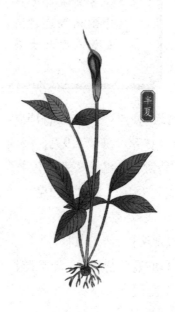

半夏

【主治】误下虚痞。症见胸中痞满，发热而呕，饮食不下。

【药理分析】寒热互结之痞证为本方主证。方中黄芩、黄连苦寒泻热，干姜、半夏辛温散痞。人参、炙甘草、大枣补益脾胃。诸药合用，功效卓著。

甘露饮

甘露两地与茵陈，芩枳枇杷石斛伦；
甘草二冬平胃热，桂苓犀角可加均。

《太平惠民和剂局方》

【组成】生地黄、熟地黄、茵陈、黄芩、枳壳、枇杷叶、石斛、炙甘草、天冬、麦冬各等分。

【用法】上药水煎服。

【功效】清热利湿，滋阴降火。

【主治】胃中湿热上蒸，口臭喉疮，齿根宣露，及吐衄齿龈出血等。

【药理分析】胃肾二经虚热为本方主证。方中生地黄、熟地黄补益胃肾之阴。天冬、麦冬、甘草、石斛滋阴清虚热。佐以茵陈、黄芩清热去湿，平肝泄热；枇杷叶、枳壳降上行之气火。

普济消毒饮

普济消毒蒡芩连，玄参甘桔板蓝根；
升柴马勃连翘陈，僵蚕薄荷为末咀；
或加人参及大黄，大头天行力能御。

《东垣试效方》（李东垣）

【组成】黄芩、黄连各15克，玄参、甘草、陈皮各9克，板蓝根、马勃、连翘、薄荷、牛蒡子各3克，升麻、僵蚕各2克，柴胡、桔梗各6克。

【用法】上药水煎服。

【功效】清热解毒，疏风散邪。

【主治】大头瘟。风热疫毒之邪，壅于上焦，发于头面，恶寒发热，头面红肿焮痛，目不能开，咽喉不利，舌燥口渴，舌红苔黄，脉数有力。

【药理分析】外感风热疫毒，壅于上焦，攻冲头面为本方主证。方中黄连、黄芩清泄上焦热毒。牛蒡子、薄荷、连翘、僵蚕辛凉宣泄，疏散风热。玄参、板蓝根、马勃、桔梗、甘草清热解毒，清利咽喉；陈皮理气散结。升麻、柴胡辛凉散热，升阳散火，为"火郁发之"，并可协诸药上达头面。诸药合用，功效卓著。

白虎汤

白虎汤用石膏偎，知母甘草粳米陪；
亦有加入人参者，躁烦热渴舌生苔。

《伤寒论》（张仲景）

【组成】石膏20克，知母、粳米各9克，炙甘草3克。

【用法】上药水煎服。

【功效】清热生津。

【主治】阳明气分热盛。症见烦渴引饮，壮热面赤，大汗恶热，苔黄，脉洪大有力，或滑数。

【药理分析】壮热、大汗、渴饮、脉洪大为本方主证。方中石膏辛甘大寒，专清肺胃邪热，解肌透热，生津止渴。知母苦寒质润，助石膏清气分实热，并治已伤之阴。粳米、甘草益胃护津，防止石膏大寒伤中。诸药合用，功效卓著。

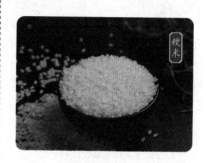

粳米

清心莲子饮

清心莲子石莲参，地骨柴胡赤茯苓；
芪草麦冬车前子，躁烦消渴及崩淋。

《太平惠民和剂局方》

【组成】石莲子、人参、赤茯苓、炙黄芪各22克，地骨皮、柴胡、炙甘草、麦冬、车前子各15克。

【用法】上药水煎服。

【功效】清心火，益气阴，止淋浊。

【主治】心火偏旺，气阴两虚，湿热下注。症见遗精淋浊，血崩带下，遇劳则发；肾阴不足，则口舌干燥，烦躁发热。

【药理分析】气阴不足为本方主证。方中人参、黄芪、甘草补益阳气而泻虚火，助气。地骨皮清肝肾虚热，佐以柴胡散肝胆相火，麦冬清心肺之火，茯苓、车前子利下焦湿热，石莲子清心火而交心肾。合方虚实兼顾，使气阴恢复，心火清宁，心肾交通，湿热分清，诸症自除。

泻 黄 散

泻黄甘草与防风，石膏栀子藿香充；
炒香蜜酒调和服，胃热口疮并见功。

《小儿药证直诀》（钱乙）

【组成】甘草18克，防风24克，石膏3克，栀子1克，藿香5克。

【用法】上药水煎服。

【功效】泻脾散郁。

【主治】热在肌肉，脾胃伏火。症见口燥唇干，口疮口臭，烦热易饥，舌红脉数，及脾热弄舌等。

【药理分析】脾胃伏火为本方主证。方中石膏清胃热，泻脾经伏火；栀子清利三焦，使热从小便出。防风疏散郁火。佐以藿香芳香醒脾，理气和中，助防风疏散脾火。甘草泻火解毒，调和诸药。诸药合用，功效卓著。

消 斑 青 黛 饮

消斑青黛栀连犀，知母玄参生地齐；
石膏柴胡人参草，便实参去大黄跻；
姜枣煎加一匙醋，阳邪里实此方稽。

《伤寒六书·杀车槌法》（陶节庵）

【组成】青黛、栀子、黄连、犀角、知母、玄参、生地黄、石膏、柴胡、人参、甘草各等分。

【用法】加生姜1片，大枣2枚，水煎，加醋1匙服。

【功效】凉血化斑，泻火解毒。

【主治】温病或伤寒化热，身热不退，邪入营分，皮肤斑疹，色红而深，口渴烦躁，舌质红，苔干少液。

【药理分析】热邪入营为本方主证。方中犀角清营解毒，凉血散瘀，清心安神；生地黄清营凉血，滋阴生津。石膏清胃火，青黛清肝火，黄连泻心火，栀子清三焦之火。玄参、知母清热养阴；柴胡引邪透达肌表；姜枣调和营卫；人参、甘草益气和胃。斑已外现，不宜再用升散，本方在用大量寒药的同时，用一味柴胡，清透并用，免毒邪内陷，又加醋酸敛以防柴胡过散，能引药入肝经血分为使。便实者去人参加大黄以通结泻热为佐。

竹叶石膏汤

竹叶石膏汤人参，麦冬半夏竹叶灵；
甘草生姜兼粳米，暑烦热渴脉虚寻。

《伤寒论》（张仲景）

【组成】竹叶、麦冬各15克，石膏30克，制半夏9克，人参5克，甘草3克。

【用法】上药水煎服。

【功效】益气和胃，清热生津。

【主治】伤寒、温病、暑病之后，余热未清，气津两伤。症见身热多汗，心胸烦闷，气逆欲呕，口干喜饮，或虚烦不寐，虚羸少气，脉虚数，舌红苔少。

【药理分析】热病后期，余热未清，气津两伤为本方主证。方中石膏、竹叶清热除烦，人参、

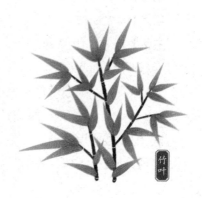

竹叶

麦冬益气生津，半夏降逆止呕，甘草和中养胃。诸药合用，功效卓著。

凉膈散

凉膈硝黄栀子翘，黄芩甘草薄荷饶；
竹叶蜜煎疗膈上，中焦燥实服之消。

《太平惠民和剂局方》

【组成】芒硝、大黄、炙甘草各20克，黄芩、薄荷、栀子各10克，连翘40克，竹叶7片，白蜜少许。

【用法】上药水煎服。

【功效】泻火通便。

【主治】上中二焦热邪炽盛。症见烦躁口渴，面赤唇焦，口舌生疮，胸膈烦热，咽痛吐衄，便秘溲赤，舌边红，苔黄，脉数；及小儿急惊，痘疮黑陷等。

【药理分析】上中二焦热邪炽盛为本方主证，胃火发斑、小儿急惊、痘疮黑陷均为兼证。方中连翘清热解毒，轻清上浮，用量独重；黄芩清心肺郁热，栀子通泻三焦之火，引热下行；薄荷、竹叶清疏心胸之热；佐以大黄、芒硝荡涤热结，导泻下行；甘草与硝、黄同用，即调胃承气汤，加白蜜缓和峻下，以下为清。全方使上焦之热从外而清，中焦之实由下而泄。诸药合用，功效卓著。

辛夷散

辛夷散里藁防风，白芷升麻与木通；
芎细甘草茶调服，鼻生瘜肉此方攻。

《济生方》（严用和）

【组成】辛夷、藁本、防风、白芷、升麻、木通、川芎、细辛、甘草各等分。

【用法】上药研细末，每次9克，清茶调下。

【功效】散热除湿，利窍生清。

【主治】肺虚又感风寒湿热之气，鼻肉壅塞，涕出不止；或鼻生息肉，气息不通，不闻香臭。

【药理分析】肺虚感风寒湿热

《汤头歌诀》白话精解

之气为本方主证。方中辛夷、升麻、白芷引胃中清阳上行于脑。防风、藁本上入巅顶以祛风燥湿清热；细辛散热通窍；川芎散郁而助阳气上行。诸药合用，功效卓著。

龙胆泻肝汤

龙胆泻肝栀芩柴，生地车前泽泻偕；
木通甘草当归合，肝经湿热力能排。

《医宗金鉴》

【组成】龙胆、生地黄、车前子、栀子、黄芩、木通各9克，柴胡、甘草各6克，泽泻12克，当归3克。

【用法】上药水煎服。

【功效】泻肝胆实火，清下焦湿热。

【主治】肝胆实火上扰，头痛目赤，胁痛口苦，耳聋耳肿；湿热下注，阴肿阴痒，筋痿阴汗，小便淋浊，妇女湿热带下。

【药理分析】肝胆实火炽盛为本方主证。方中龙胆泻肝胆实火，除下焦湿热。黄芩清热燥湿；栀子泻三焦火，利尿除湿。泽泻、木通、车前子清热利湿，使邪有出路；生地黄滋阴生津；当归、柴胡养血疏肝；甘草调和诸药。诸药合用，功效卓著。

苍 耳 散

苍耳散中用薄荷，辛夷白芷四般和；
葱茶调服疏肝肺，清升浊降鼻渊瘥。

《济生方》（严用和）

【组成】苍耳子7.5克，薄荷叶、辛夷各15克，白芷30克。

【用法】上药共研细末，每次6克，葱茶调服。

【功效】通利鼻窍，清热疏风。

【主治】鼻渊，流黄浊鼻涕，鼻塞不通。

【药理分析】风热上扰脑中，

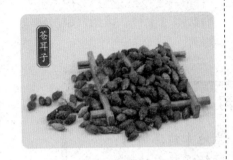
苍耳子

清阳不升，浊阴上逆为本方主证。方中苍耳子疏风散湿，上通脑顶；辛夷散风热，通九窍。以白芷上行头面，祛风通窍，协辛夷通利之功；薄荷疏肝泄肺，清利头目，助苍耳上达之力。葱白升阳，清茶降浊。诸药合用，功效卓著。

泻青丸

泻青丸用龙胆栀，下行泻火大黄资；
羌防升上芎归润，火郁肝经用此宜。

《小儿药证直诀》（钱乙）

【组成】龙胆、栀子、大黄、羌活、防风、当归、川芎各等分。

【用法】上药共研为末，和蜜为丸，每次9克，小儿酌减，竹叶煎汤同砂糖化下；或水煎服。

【功效】清肝泻火。

【主治】肝火郁结。症见不能安卧，烦躁易怒，目赤肿痛，尿赤便秘，脉洪实；及小儿急惊，热盛抽搐。

【药理分析】肝火郁结为本方主证。方中龙胆泻肝胆实火。大黄泻热通便，栀子清三焦利小便，引热从二便而出。川芎活血散风，疏解肝郁，当归养血柔肝。蜂蜜、砂糖调和诸药。诸药合用，功效卓著。

清胃散

清胃散用升麻连，当归生地牡丹全；
或益石膏平胃热，口疮吐衄及牙宣。

《兰室秘藏》（李东垣）

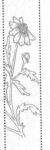

《汤头歌诀》白话精解

【组成】升麻、当归、牡丹皮各6克，黄连3～6克，生地黄12克。

【用法】上药水煎服。

【功效】清胃凉血。

【主治】胃有积热。症见牙痛牵引头痛，面颊发热，其齿恶热喜冷；或牙龈溃烂；或牙宣出血；或唇舌颊腮肿痛；口气热臭，口舌干燥，舌红苔黄，脉滑大而数。

【药理分析】胃有积热为本方主证。方中黄连苦寒泻火，清心胃积热。生地黄凉血滋阴，牡丹皮凉血散瘀。当归养血和血，消肿止痛。升麻升散火毒，引诸药达阳明经。若胃中热盛，可再加石膏清热。诸药合用，功效卓著。

当归龙荟丸

当归龙荟用四黄，龙胆芦荟木麝香；
黑栀青黛姜汤下，一切肝火尽能攘。

《宣明论方》（刘完素）

【组成】当归、龙胆、黄连、黄柏、黄芩、栀子各30克，大黄、芦荟、青黛各15克，木香0.3克，麝香1.5克。

【用法】上药共研细末，白蜜和丸如小豆大，每次20丸（9克），生姜汤送下。

【功效】攻下行滞，清热泻肝。

【主治】肝胆实火之头痛面赤，目赤目肿，胸胁胀痛，便秘尿赤，形体壮实，脉象弦劲，躁扰不安，甚或抽搐。

【药理分析】肝胆实火为本方主证。方中龙胆、青黛、芦荟直入肝经而泻火。臣以大黄、黄连、黄柏、黄芩、栀子通泻上中下三焦之火。佐以木香、麝香走窜通窍以调气，使诸药清热泻火力更迅猛；当归和血补肝，防苦寒太过为制。

妙香散

妙散山药与参芪，甘桔二茯远志随；
少佐辰砂木香麝，惊悸郁结梦中遗。

《杂病源流犀烛》（王荆公）

【组成】山药60克，人参、黄芪、茯苓、茯神、远志各30克，甘草、辰砂（即朱砂，另研）各6克，桔梗9克，木香7.5克，麝香3克。

【用法】上药研极细末和匀，每次6克，酒送下。

【功效】涩精止遗，安神宁志。

【主治】忧思郁结，惊悸不安，梦遗失精。

【药理分析】心气不足为本方主证。方中山药益阴清热，固涩精液。人参、黄芪补益心气；远志、茯苓、茯神清心宁神；桔梗开肺气，木香疏肝脾，麝香解郁结，辰砂镇心神。甘草调诸药，并补脾气。诸药合用，功效卓著。

左金丸

左金茱连六一丸，肝经火郁吐吞酸；
再加芍药名戊己，热泻热痢服之安；
连附六一治胃痛，寒因热用理一般。

《丹溪心法》（朱丹溪）

【组成】黄连180克，吴茱萸30克。

【用法】研细末，水泛成丸，每次1.5~3克；或水煎服。

【功效】降逆止呕，清泻肝火。

【主治】肝经火旺，肝火犯胃。症见胁肋胀痛，嘈杂吞酸，呕吐口苦，脘痞嗳气，舌红苔黄，脉弦数。

【药理分析】肝经火旺为本方主证。嘈杂吞酸，呕吐嗳气为肝火犯胃，胃失和降之兼证。方中黄连泻心胃之火，降逆止呕。吴茱萸温中散寒，降逆止呕，疏肝解郁，与黄连相配辛开苦降，泄肝和胃。诸药合用，功效卓著。

黄 连 解 毒 汤

黄连解毒汤四味，黄柏黄芩栀子备；
躁狂大热呕不眠，吐衄斑黄均可使；
若云三黄石膏汤，再加麻黄及淡豉；
此为伤寒温毒盛，三焦表里相兼治；
栀子金花加大黄，润肠泻热真堪倚。

《千金要方》（孙思邈）

【组成】黄连、栀子各9克，黄芩、黄柏各6克。

【用法】上药水煎服。

【功效】泻火解毒。

【主治】一切实热火毒，三焦热盛。症见大热烦躁，口燥咽干，错语，不眠；或热病吐血，衄血；或热甚发斑，身热下痢，湿热黄疸；外科痈疽疔毒；小便黄赤，舌红苔黄，脉数有力。

【药理分析】实热火毒，三焦热盛为本方主证。方中黄连泻心火兼泻中焦之火。黄芩泻肺及上焦之火，黄柏泻下焦之火，栀子泻三焦之火导热下行。诸药合用，功效卓著。

导 赤 散

导赤生地与木通，草梢竹叶四般攻；
口糜淋痛小肠火，引热同归小便中。

《小儿药证直诀》（钱乙）

【组成】生地黄、木通、甘草梢各等分。

【用法】加竹叶适量，水煎服。

【功效】利水通淋，清心凉血。

【主治】心经热盛。症见心胸烦热，口渴面赤，意欲饮冷，及口舌生疮，或心热下移小肠，小溲赤涩刺痛。

【药理分析】心经热盛为本方主证。方中生地黄清心凉血，下滋肾水。竹叶清心除烦，引热从小便而出。木通上清心火，下利小肠。甘草梢清热解毒，止茎中痛，并可调药为使。诸药合用，功效卓著。

桔 梗 汤

桔梗汤中用防己，桑皮贝母瓜蒌子；
甘枳当归薏杏仁，黄芪百合姜煎此；
肺痈吐脓或咽干，便秘大黄可加使。

《济生方》（严用和）

【组成】桔梗、防己、桑白皮、贝母、瓜蒌、枳壳、当归、薏苡仁各1.5克，黄芪2.1克，杏仁、百合、甘草各1克，生姜5片。

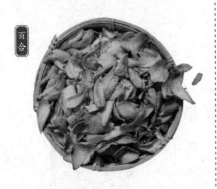

百合

【用法】上药水煎服。
【功效】利气除痰，清热补肺，消痈排脓。

【主治】肺痈，咳嗽脓血，心胸气壅，心神烦闷，咽干多渴，两脚肿满，小便赤黄，大便多涩。

【药理分析】肺热气壅，化腐成脓为本方主证。方中桔梗祛痰止咳，消肿排脓。桑白皮泻肺，薏苡仁消痈，百合、瓜蒌、贝母、杏仁润肺清火，降气除痰。黄芪补肺气；当归和血；防己散肿除风，泻湿清热；枳壳利气；甘草与桔梗相配能清咽利膈；便秘可加大黄。诸药合用，功效卓著。

《汤头歌诀》白话精解

泻白散

泻白桑皮地骨皮，甘草粳米四般宜；
参茯知芩皆可入，肺炎喘嗽此方施。

【组成】桑白皮、地骨皮各20克，甘草3克，粳米9克。

【用法】上药水煎服。

【功效】平喘止咳，泻肺清热。

【主治】肺热气壅。症见咳嗽或喘，皮肤蒸热，日晡尤盛，舌红苔黄，脉细数。

【药理分析】肺有伏火，肺气壅盛为本方主证。方中桑白皮清肺化痰，泻肺平喘；地骨皮清肺中伏火，并除虚热，加强清肺平喘之功。佐以粳米、甘草和中益气，补土生金。

清咽太平丸

清咽太平薄荷芎，柿霜甘桔及防风；
犀角蜜丸治膈热，早间咯血颊常红。

《医方集解》

【组成】薄荷30克，川芎、柿霜、甘草、防风、犀角各60克，桔梗90克。

【用法】上药共研细末，和白蜜为丸如弹子大，每次服1丸。

【功效】清利咽喉，清热止血。

【主治】肺火咯血，咽喉不清利，两颊泛红等。

【药理分析】膈上有热，肺燥阴伤为本方主证。方中犀角清热凉血。川芎升清散瘀而调气血；薄荷、防风消散风热；桔梗、甘草清咽利膈。柿霜生津润肺。白蜜调和诸药为使，并能润燥。诸药合用，功效卓著。

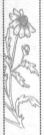

紫雪散

紫雪犀羚朱朴硝，硝磁寒水滑和膏；
丁沉木麝升玄草，更用赤金法亦超。

《太平惠民和剂局方》

【组成】石膏、寒水石、滑石、磁石各114克，犀角屑、羚羊角屑各45克，青木香、沉香各15克，玄参、升麻各48克，甘草24克，丁香3克，朴硝480克，硝石96克，麝香3.6克，朱砂9克，赤金3 000克。

【用法】制成散剂，每次0.9～1.5克，每日1～2次，冷开水调下。

【功效】镇痉安神，清热开窍。

【主治】温热病，热邪内陷心包。症见高热烦躁，神昏谵语，痉厥，口渴唇焦，尿赤便闭，及小儿热盛惊厥。

【药理分析】气营两燔为本方主证。方中石膏、寒水石、滑石大寒清热泻火，除烦止渴；犀角（水牛角代）清心凉血，解毒安神；羚羊角凉肝息风止痉厥；麝香芳香开窍；玄参、升麻、甘草清热解毒，玄参并能养阴生津；朱砂、磁石、赤金重镇安神；青木香、丁香、沉香宣通气机；朴硝、硝石泄热通便。

玉女煎

玉女煎中地膝兼，石膏知母麦冬全；
阴虚胃火牙疼效，去膝地生温热痉。

《景岳全书》（张景岳）

【组成】石膏、熟地黄各30克，麦冬6克，知母、牛膝各4.5克。

【用法】上药水煎服。

【功效】清胃滋阴。

【主治】胃热阴虚。症见烦热干渴，牙痛，头疼，齿松牙衄，舌红苔黄且干。亦治消渴，消谷善饥等。

【药理分析】胃热阴伤为本方主证。方中石膏清泻胃火，生津止渴。熟地黄补肾滋阴，壮水制火。知母苦寒质润，助石膏清胃止渴，麦冬助熟地黄滋阴润燥。

牛膝补肝肾、强筋骨，导热引血下行。若为温热病气血两伤而有虚火上扰者，可去牛膝，熟地黄易为生地黄，增强清虚热之力。诸药合用，功效卓著。

清瘟败毒饮

清瘟败毒地连芩，丹石栀甘竹叶寻；
犀角玄翘知芍桔，瘟邪泻毒亦滋阴。

《疫疹一得》（余师愚）

【组成】生石膏大剂180克，中剂60克，小剂24克，小生地黄大剂18克，中剂9克，小剂6克，犀角大剂18克，中剂9克，小剂6克，真川连大剂12克，中剂6克，小剂3克，栀子、桔梗、黄芩、知母、赤芍、玄参、连翘、甘草、牡丹皮、鲜竹叶各适量。

【用法】先煮石膏数十沸，后下诸药，犀角磨汁和服。

【功效】凉血救阴，清热解毒。

【主治】一切火热证。症见大热烦躁，渴饮干呕，头痛如劈，昏狂谵语，或发斑吐衄，舌绛唇焦，脉沉细而数，或沉而数，或浮大而数等。

【药理分析】热毒充斥，气血两燔为本方主证。方由白虎、犀角地黄、黄连解毒汤三方加减而成，重用石膏、知母、甘草，以清阳明经热为主。犀角地黄汤清营凉血，黄连解毒汤泻火解毒。加玄参清热养阴，竹叶清心除烦。桔梗、连翘载药上行。诸药合用，功效卓著。

神犀丹

神犀丹内用犀芩，元参菖蒲生地群；
豉粉银翘蓝紫草，温邪暑疫有奇勋。

《温热经纬》（王孟英）

【组成】犀角（磨汁）、石菖蒲、黄芩各18克，鲜生地黄（绞汁）48克，金银花50克，金汁、连翘各30克，板蓝根27克，豆豉24克，玄参（元参）21克，天花粉、紫草各12克。

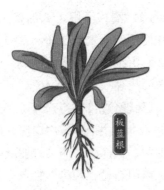

板蓝根

【用法】上药各研细，用犀角汁、生地黄汁、金汁捣和为丸，每丸9克，每日2丸，小儿减半，凉开水化服。

【功效】凉血开窍，清热解毒。

【主治】耗液伤阴，温热暑疫，逆传内陷。症见痉厥昏狂谵语，斑疹色紫，舌色干光，或紫绛，或圆硬，或黑苔；及痘疹后余毒内炽，口糜咽痛，目赤神烦等。

【药理分析】温热毒邪内陷为本方主证。方中犀角清心凉血解毒。紫草、金银花、板蓝根清热解毒；黄芩、连翘泻火；生地黄、玄参、天花粉养阴生津；菖蒲开窍；豆豉宣郁，引内陷之邪热外透。金汁镇心神。诸药合用，功效卓著。

至宝丹

至宝朱砂麝息香，雄黄犀角与牛黄；
金银二箔兼龙脑，琥珀还同玳瑁良。

《太平惠民和剂局方》

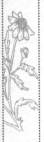

【组成】生犀角、生玳瑁、琥珀、朱砂、雄黄各30克，龙脑、麝香各0.3克，牛黄15克，安息香45克，金箔（半入药半为衣）、银箔各50张。

【用法】研末，炼蜜为丸，每次1丸（3克），小儿减半，每日1次，研碎开水和服。

【功效】化浊解毒，清热开窍。

【主治】中暑、中风及温病痰热内闭，神昏谵语，身热烦躁，痰盛气粗，舌红苔黄垢腻，脉滑数；及小儿惊厥属痰热内闭者。

【药理分析】痰热内闭，蒙蔽心窍为本方主证。方中麝香、安息香芳香开窍，辟秽化浊。牛黄清心解毒，豁痰开窍；犀角清营凉血，透包络邪热；玳瑁镇心平肝，息风定惊；雄黄劫痰解毒。朱砂、琥珀、金银箔镇心安神。诸药合用，功效卓著。

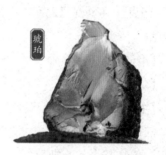

琥珀

化 斑 汤

化斑汤用石膏元，粳米甘犀知母存；
或入银丹大青地，温邪斑毒治神昏。

《温病条辨》（吴鞠通）

【组成】石膏30克，知母12克，甘草、玄参（元参）各9克，犀角6克，粳米15克。

【用法】上药水煎服。

【功效】解毒化斑，清热凉血。

【主治】高热口渴，温病发斑，神昏谵语。

【药理分析】温毒入里，营血热炽为本方主证。方中石膏清阳明经热；犀角清营解毒，凉血散瘀。知母清热护阴，玄参滋阴凉血解毒。甘草、粳米益胃护津。若再加金银花、大青叶泻心胃热毒，生地黄助玄参滋阴，牡丹皮助犀角凉血散瘀，效果更好。诸药合用，功效卓著。

青蒿鳖甲汤

青蒿鳖甲知地丹，阴分伏热此方攀；
夜热早凉无汗者，从里达表服之安。

《温病条辨》（吴鞠通）

【组成】青蒿、知母各6克，鳖甲15克，生地黄12克，牡丹皮9克。

【用法】上药水煎服。

【功效】养阴透热。

【主治】阴液耗伤，温病后期，邪伏阴分，夜热早凉，热退无汗，舌红苔少，脉细数。

【药理分析】温病后期，阴液已伤，余邪未尽为本方主证。方中鳖甲滋阴退热，青蒿清透引邪外出。生地黄滋阴清热生津，知母滋阴降火，助鳖甲养阴退热；牡丹皮辛苦微寒，助青蒿透泄阴中伏火。诸药合用，功效卓著。

万氏牛黄丸

万氏牛黄丸最精，芩连栀子郁砂并；
或加雄角珠冰麝，退热清心力更宏。

《痘疹世医心法》（万密斋）

【组成】牛黄10克，朱砂60克，生黄连200克，黄芩、栀子各120克，郁金80克。

【用法】炼蜜为丸，蜡封，每次1丸（潮重），小儿酌减，研碎开水和服。

【功效】开窍安神，清热解毒。

【主治】热入心包，温邪内陷，神昏谵语，身热，烦躁不安；及小儿惊厥，中风窍闭等。

【药理分析】热邪内陷心包为本方主证。方中牛黄清热解毒，豁痰开窍，息风定惊；黄连、黄芩、栀子泻火解毒，导热下行，清心包之火；郁金开窍醒神；朱砂镇心安神。诸药合用，功效卓著。

附方

大黄附子汤

【组成】大黄9克，附子6克，细辛3克。

【用法】上药水煎服。

【功效】通便止痛，温里散寒。

【主治】寒积实证。症见腹痛便秘，胁下偏痛，发热，手足厥逆，脉紧弦。

子和桂苓甘露饮

【组成】滑石、石膏、寒水石、白术、茯苓、泽泻、人参、干葛各15克，甘草30克，藿香7克，木香3克。

【用法】上药共研为末，每次服3克。

【功效】化气利水，清热降逆。

【主治】脉虚水逆，伏暑烦渴。

河间桂苓甘露饮

【组成】滑石24克，石膏、寒水石、甘草各12克，白术、茯苓、泽泻各6克，猪苓、肉桂各3克。

【用法】上药共研为末，每次3克，姜汤或温汤蜜汤调下。

【功效】化气利水，清热镇逆。

【主治】中暑受湿，烦渴引饮，头痛，湿热便秘。

白虎加人参汤

【组成】石膏20克，知母、粳米各9克，炙甘草、人参各3克。

【用法】上药水煎服。

【功效】清热益气生津。

【主治】阳明气分热盛，但汗多而脉大无力，气津两伤之症；及暑病气津两伤，症见汗出背微恶寒，身热而渴等。

连附六一汤

【组成】黄连18克，附子9克。

【用法】加姜、枣，水煎服。

【功效】清泻肝火。

【主治】肝火太盛，胃脘痛，呕吐酸水。

戊己丸

【组成】黄连、吴茱萸、芍药各100克。

【用法】研末为丸。

【功效】疏肝和脾。

【主治】肝脾不和。症见胃痛吞酸，腹痛泄泻，运化不力，及热泻、热痢等。

栀子金花丸

【组成】黄连3～9克，黄柏、黄芩各6克，栀子9克，大黄3克。

【用法】研细末做成水丸，每

次服6克。

【功效】泻热润肠通便。

【主治】大便不通，三焦实热。

三黄石膏汤

【组成】黄连10克，黄柏、黄芩、栀子各6克，麻黄、淡豆豉各3克。

【用法】上药水煎服。

【功效】清热解毒，解表透邪。

【主治】伤寒温毒盛。

加减泻白散

【组成】桑白皮30克，知母、陈皮、桔梗、地骨皮各15克，青皮、甘草、黄芩各9克。

【用法】水煎服。

【功效】泻肺清热，平喘止咳，行气利膈。

【主治】咳嗽气喘，烦热口渴，胸膈不利。

加减泻白散

【组成】桑白皮30克，地骨皮21克，甘草、陈皮、青皮、五味子、人参各15克，茯苓9克。

【用法】水煎服。

【功效】泻肺清热，平喘止咳，益胃止呕。

【主治】肺热咳嗽，喘急呕吐。

安宫牛黄丸

【组成】牛黄、郁金、黄连、黄芩、栀子、朱砂、雄黄、犀角各50克，梅片、麝香各12.5克，珍珠25克，金箔适量。

【用法】共为极细末，炼蜜为丸，金箔为衣，或不用，蜡护，每次服1丸（3克），或鼻饲，小儿减半。

【功效】豁痰开窍，清热解毒。

【主治】温热病，热邪内陷心包，痰热壅闭心窍。症见高热烦躁，神昏谵语，或舌强语謇肢厥；及中风昏迷，小儿惊厥属邪热内闭者。

十六、除痰之剂

涤 痰 汤

涤痰汤用半夏星，甘草橘红参茯苓；
竹茹菖蒲兼枳实，痰迷舌强服之醒。

《济生方》（严用和）

【组成】姜制半夏、胆南星各8克，橘红、枳实、茯苓各6克，人参、菖蒲各3克，竹茹、甘草各2克。

【用法】加姜、枣，水煎服。

【功效】涤痰开窍。

【主治】中风痰迷心窍，舌强不能言。

【药理分析】中风痰迷心窍为本方主证。方中橘红、半夏、胆南星利气燥湿而化痰。菖蒲开窍通心，竹茹清热化痰，枳实破痰利膈。人参、茯苓、甘草补益心脾而泻火，痰消火降，经络通利。诸药合用，功效卓著。

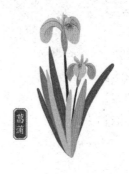

菖蒲

金 沸 草 散

金沸草散前胡辛，半夏荆甘赤茯因；
煎加姜枣除痰嗽，肺感风寒头目颦；
局方不用细辛茯，加入麻黄赤芍均。

《类证活人书》（朱肱）

【组成】旋覆花、前胡、细辛各3克，荆芥5克，半夏1.5克，炙甘草1克，赤茯苓2克，生姜5片，大枣1枚。

【用法】上药水煎服。

【功效】发散风寒，消痰降气。

【主治】中脘停痰，又感受风寒。症见咳嗽痰多，发热恶寒，头目昏痛，鼻塞声重等。

【药理分析】中脘停痰为本方主证。方中旋覆花消痰降气。前胡、半夏化痰止咳。荆芥发汗散风寒；细辛温经散寒；赤茯苓行水；姜枣和胃。甘草和中调药。诸药合用，功效卓著。

清 气 化 痰 丸

清气化痰星夏橘，杏仁枳实瓜蒌实；
苓苓姜汁为糊丸，气顺火消痰自失。

录自《医方考》

【组成】胆南星、半夏各4.5克，瓜蒌子、陈皮、黄芩、杏仁、枳实、茯苓各30克。

【用法】上药水煎服。

【功效】理气止咳，清热化痰。

【主治】痰热内结。症见咳嗽痰黄，胸膈痞满，咯之不爽，小便短赤，舌质红，苔黄腻，脉滑数。

【药理分析】痰热内结为本方主证。方中胆南星清热化痰，治实痰实火之壅闭。黄芩、瓜蒌子降肺气，化热痰，以助胆南星之力；枳实、陈皮下气开痞，消痰散结。茯苓健脾渗湿，杏仁宣利肺气，半夏燥湿化痰。诸药合用，功效卓著。

二 陈 汤

二陈汤用半夏陈，益以茯苓甘草成；
利气调中兼去湿，一切痰饮此为珍；
导痰汤内加里枳，顽痰胶固力能驯；
若加竹茹与枳实，汤名温胆可宁神；
润下丸仅陈皮草，利气祛痰妙绝伦。

《太平惠民和剂局方》

《汤头歌诀》白话精解

【组成】半夏、橘红各15克，白茯苓9克，炙甘草5克，生姜3克，乌梅1枚。

【用法】上药水煎服。

【功效】理气和中，燥湿化痰。

【主治】湿痰咳嗽，痰多色白易咳，胸膈痞闷，恶心呕吐，肢体困倦，或头眩心悸，舌苔白润，脉滑。

【药理分析】湿痰停聚为本方主证。方中半夏健脾燥湿，降逆化痰，和胃止呕。橘红理气燥湿。茯苓健脾渗湿；生姜降逆化痰，既制半夏之毒，又助半夏、橘红行气消痰；乌梅收敛肺气，与半夏散收相伍。甘草调诸药，润肺和中。诸药合用，功效卓著。

礞石滚痰丸

滚痰丸用青礞石，大黄黄芩沉水香；
百病多因痰作祟，顽痰怪症力能匡。

《丹溪心法附余》（王隐君）

【组成】大黄、黄芩各240克，礞石、芒硝各30克，沉香15克。

【用法】水泛小丸，每次服5～9克，每日1～2次；或水煎服。

【功效】泻火逐痰。

【主治】实热老痰。发为癫狂惊悸，或怔忡昏迷，或咳喘痰稠，或胸脘痞闷，或眩晕耳鸣，或绕项结核，或口眼蠕动，或不寐，或梦寐奇怪之状，或骨节疼痛，或噎塞烦闷，大便秘结，苔黄厚，脉滑数。

【药理分析】实热老痰为本方主证。方中大黄泄热下瘀而软坚。黄芩清热燥湿。礞石攻逐陈积，清肺化痰。芒硝泄热下瘀而软坚。沉香降气。

半夏白术天麻汤

半夏白术天麻汤，参芪橘柏及干姜；
苓泻麦芽苍术曲，太阴痰厥头痛良。

《脾胃论》（李东垣）

【组成】半夏、麦芽、陈皮各4.5克，白术、炒神曲各3克，天麻、苍术、人参、黄芪、白茯苓、泽泻各1.5克，黄柏、干姜各1克。

【用法】上药水煎服。

【功效】定风止晕，健脾化饮。

【主治】痰厥头痛。症见头痛欲裂，眼黑头眩，咳痰稠黏，恶心烦闷，身重如山，四肢厥冷等。

【药理分析】脾胃二经素有湿痰，又冒受风寒，湿痰厥逆上冲为本方主证。方中半夏燥湿化痰；天麻升清降浊，定风除眩。人参、黄芪、白术、苍术补气健脾，燥湿除痰；茯苓、泽泻利水通小便而除湿。干姜温中逐寒；黄柏泻下焦之火；神曲、麦芽消食助胃，陈皮理气调胃而除痰。诸药合用，功效卓著。

常山饮

常山饮中知贝取，乌梅草果槟榔聚；
姜枣酒水煎露之，劫痰截疟功堪诩。

《太平惠民和剂局方》

【组成】常山6克，知母、贝母、草果、槟榔各3克，乌梅2枚，生姜3片，大枣1枚。

【用法】水酒各半煎，露一宿，空腹服。

【功效】劫痰截疟。

【主治】疟疾。

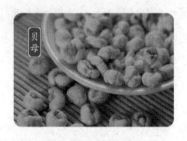
贝母

【药理分析】疟痰作疟为本

方主证。方中常山祛除疟痰；槟榔下气破积，消食行痰。贝母除痰。知母滋阴清热，乌梅生津清热，草果温脾除寒，姜枣调和营卫。诸药合用，功效卓著。

顺气消食化痰丸

顺气消食化痰丸，青陈星夏菔苏攒；
曲麦山楂葛杏附，蒸饼为糊姜汁抟。

《瑞竹堂》（沙图穆苏）

【组成】胆南星、半夏各480克，青皮、陈皮、莱菔子、紫苏子（炒）、神曲（炒）、麦芽（炒）、山楂（炒）、杏仁、制香附各30克。

【用法】上药研细末，用姜汁和蒸饼煮糊成丸，如梧桐子大，每次服9克。

【功效】通顺气机，消食化痰。

【主治】酒湿食积生痰。症见痰多而黏，胸膈胀闷，早晨咳嗽等。

【药理分析】酒食生痰为本方主证。方中胆南星、半夏燥湿化痰。紫苏子、莱菔子、杏仁降气，青皮、陈皮、制香附行气。佐以神曲解酒，山楂、麦芽消食。使湿去食消，痰除气顺，诸症自消。诸药合用，功效卓著。

青州白丸子

青州白丸星夏并，白附川乌俱用生；
晒露糊丸姜薄引，风痰瘫痪小儿惊。

《太平惠民和剂局方》

【组成】生天南星90克，生半夏210克，生白附子60克，生川乌15克。

【用法】研极细末，盛绢袋中，用井水摆出粉，手搓以尽为度，将药置瓷盆中，日晒夜露，

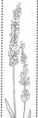

每日换清水搅之，春5日，夏3日，秋7日，冬10日，晒干，糯米糊丸如绿豆大。初服5丸，加至15丸，姜汤下。瘫痪每次20丸，温酒下。小儿惊风每次2~3丸，薄荷汤下。

【功效】祛风化痰，燥湿散寒。

【主治】风痰壅盛。症见呕吐涎沫，半身不遂，口眼㖞斜，手足瘫痪，及小儿惊风等。

【药理分析】风痰壅盛为本方主证。方中半夏、天南星燥湿散寒，祛风逐痰。川乌、白附子温经逐风。四药浸而晒之用沉淀，是杀生药之毒，化刚为柔；半夏与乌头相反，是取其相反相成。全方借星附之醒豁，乌半之冲激，可以奋起一身机能。生姜、薄荷和胃利清窍。

截 疟 七 宝 饮

截疟七宝常山果，槟榔朴草青陈伙；
水酒合煎露一宵，阳经实疟服之妥。

《易简》（王玼）

【组成】常山3克，草果、槟榔、厚朴、炙甘草、青皮、陈皮各1.5克。

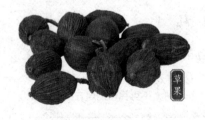

草果

【用法】水酒各半煎，露一宿，空腹服。

【功效】截止疟疾发作，劫除疟痰。

【主治】三阳经实疟久发不止，寸口脉弦滑浮大。

【药理分析】肝风夹痰为方本主证。方中常山、槟榔破除积痰食积。厚朴除满，青皮疏肝，陈皮理气。甘草和胃，常山以吐疟痰。诸药合用，功效卓著。

紫金锭

紫金锭用麝朱雄，慈戟千金五倍同；
大乙玉枢名又别，祛痰逐秽及惊风。

《片玉心书》（万全）

【组成】山慈菇、五倍子各90克，红大戟45克，千金子霜、雄黄、朱砂各30克，麝香9克。

【用法】上药共研为末，用糯米粉压制成锭，阴干。每次服0.6～1.5克，每日2次；外用醋磨，调敷患处。

【功效】辟秽解毒，化痰开窍，消肿止痛。

【主治】神昏瞀闷，瘟疫时邪，脘腹胀闷疼痛，呕吐泄泻，小儿痰厥。外敷疔疮疖肿。

【药理分析】感受秽恶痰浊，气机闭塞为本方主证。方中山慈菇清热消肿，千金子行水破血，大戟攻水行瘀。麝香芳香开窍，行气止痛；雄黄辟秽解毒，朱砂镇心安神。五倍子酸敛并降火化痰，以防攻窜太过。诸药合用，功效卓著。

十 枣 汤

十枣汤中遂戟花，强人伏饮效堪夸；
控涎丹用遂戟芥，葶苈大枣亦可嘉。

《伤寒论》（张仲景）

【组成】大枣10枚，甘遂、大戟、芫花各等分。

【用法】每次以枣汤调服药粉1.5～3克，每日1次，空腹服。

【功效】攻逐水饮。

【主治】悬饮。胁下有水气，咳唾胸胁引痛，心下痞硬，干呕短气，头痛目眩；或胸背掣痛不得息，舌苔滑，脉沉弦；水肿腹胀属实证。

【药理分析】水饮壅盛于里为本方主证。方中甘遂善行经隧水湿，大戟善泄脏腑水湿，芫花善消胸胁伏饮痰癖，三药峻烈，各有专攻，能攻逐脏腑胸胁积水。　　毒性，使下不伤正。
大枣益气护胃，缓诸药之峻烈及

止 嗽 散

止嗽散中用白前，陈皮桔梗草荆添；
紫菀百部同蒸用，感冒咳嗽此方先。

《医学心悟》

【组成】桔梗、荆芥、紫菀、百部、白前各96克，甘草36克，陈皮48克。

【用法】上药共研为末，每次服6克，食后临卧服；或水煎服。

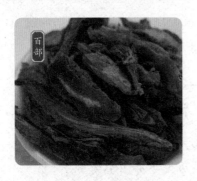
百部

【功效】疏表宣肺，止咳化痰。

【主治】风邪犯肺。症见咳嗽咽痒，或微有恶寒发热，舌苔薄白等。

【药理分析】风邪犯肺为本方主证。恶寒发热，苔薄白为兼风寒表证。方中紫菀、白前、百部止咳化痰为君。桔梗、陈皮宣降肺气，止咳消痰。荆芥祛风解表。甘草调和诸药，与桔梗相配能清利咽喉。诸药合用，功效卓著。

三 子 养 亲 汤

三子养亲痰火方，芥苏莱菔共煎汤；
外台别有茯苓饮，参术陈姜枳实尝。

《韩氏医通》

【组成】白芥子6克，紫苏子、莱菔子各9克。

【用法】三药捣碎，酌量包煎，频服。

【功效】温化痰饮，降气消食。

【主治】痰壅气滞。症见痰多胸痞，咳嗽喘逆，食少难消，舌苔白腻，脉滑。

【药理分析】老人中虚，痰壅气滞为本方主证。方中白芥子温肺利气，快膈消痰；紫苏子降气行痰，止咳平喘；莱菔子消食导滞，行气祛痰。三药合用能使气顺痰消，食积得化，咳喘得平。

千金苇茎汤

千金苇茎生薏仁，瓜瓣桃仁四味邻；
吐咳肺痈痰秽浊，凉营清气自生津。

《千金要方》（孙思邈）

【组成】苇茎（可芦根代）、薏苡仁各30克，瓜瓣（即甜瓜子，可冬瓜子代）24克，桃仁9克。

【用法】上药水煎服。

【功效】逐瘀排脓，清肺化痰。

【主治】肺痈。症见咳嗽，有微热，甚则咳吐腥臭痰、脓血，胸中隐隐作痛，胸胁肌肤甲错，舌红苔黄腻，脉滑数。

【药理分析】痰热内结为本方主证。方中苇茎甘寒轻浮，清泻肺热；冬瓜子清热化痰，利湿排脓；桃仁活血化瘀，散结消痈；薏苡仁清肺排脓，渗湿利尿，使湿热从小便而去。诸药合用，功效卓著。

小陷胸汤

小陷胸汤连夏蒌，宽胸开结涤痰周；
邪深大陷胸汤治，甘遂硝黄一泻柔；
大陷胸丸加杏葶，项强柔痉病能休。

《伤寒论》（张仲景）

【组成】黄连6克，半夏18克，瓜蒌实24克。

【用法】上药水煎服。

【功效】宽胸散结，清热化痰。

【主治】痰热互结。症见胸脘痞闷，按之则痛，或咳痰黄稠，舌苔黄腻，脉滑数。

【药理分析】痰热互结之小结胸证为本方主证。方中瓜蒌实清热化痰，通胸膈之痹。黄连泻热降火，除心下之痞；半夏降逆消痞，除心下之结；二者辛开苦降，清热涤痰，散结开痞。

金水六君煎

金水六君用二陈，再加熟地与归身；
别称神术丸苍术，大枣芝麻停饮珍。

《景岳全书》（张景岳）

【组成】当归、半夏、茯苓各6克，熟地黄6～15克，陈皮4.5克，炙甘草3克，生姜3～7片。

【用法】水煎，空腹服。

【功效】利水化痰，温补肺肾。

【主治】湿痰内盛，肺肾阴虚。症见咳嗽呕恶，喘逆多痰，痰带咸味。

【药理分析】肾虚水泛为痰为本方主证。方中熟地黄滋养肺肾；半夏健脾燥湿，降逆化痰；陈皮理气燥湿；当归养血和血；茯苓健脾渗湿；生姜降逆化痰，制半夏之毒；甘草调诸药，润肺和中。诸药合用，功效卓著。

指迷茯苓丸

指迷茯苓丸最精，风化芒硝积半并；
臂痛难移脾气阻，停痰伏饮有嘉名。

《丹溪心法》（朱丹溪）

【组成】半夏120克，茯苓60克，枳壳30克，风化朴硝15克。

【用法】上药为末，姜汁糊丸，每次6克，姜汤或温开水送下。

【功效】软坚消痰，燥湿行气。

【主治】痰停中脘，流于四肢。症见两臂疼痛，或四肢水肿，舌苔白腻，脉弦滑。

【药理分析】痰停中脘为本方主证。方中半夏燥湿化痰。茯苓健脾渗湿，既消已成之痰，又绝生痰之路。枳壳理气宽中，俾痰随气行，气顺则痰消；风化朴硝软坚润下，使结癖停痰易消；姜汁制半夏之毒，且能化痰散饮。诸药合用，功效卓著。

苓桂术甘汤

苓桂术甘痰饮尝，和之温药四般良；
雪羹定痛化痰热，海蜇荸荠共合方。

《伤寒论》（张仲景）

【组成】茯苓12克，桂枝3克，白术、炙甘草各6克。

【用法】上药水煎服。

【功效】健脾利湿，温化痰饮。

【主治】痰饮病。症见胸胁支满，目眩心悸，或气短而咳，舌苔白滑，脉弦滑。

【药理分析】痰饮中阳不足为本方主证。方中茯苓健脾渗湿。桂枝温阳化气，化饮利水，且平冲降逆。两药相伍，一利一温，对于水饮滞留而偏寒者尤宜。白术健脾燥湿，助脾运化。甘草益气和中。共收饮去脾和、湿不复聚之功。

附方

金沸草散

【组成】麻黄、前胡各9克，荆芥穗12克，甘草、半夏、赤芍各3克。

【用法】加生姜3片，大枣1枚，水煎服。

【功效】宣肺发表，消痰止咳，凉血清热。

【主治】外感风寒，咳嗽喘满，痰涎不利。

温胆汤

【组成】半夏、竹茹、枳实各6克，陈皮9克，炙甘草3克，茯苓5克，生姜5片，大枣1枚。

【用法】上药水煎服。

【功效】清胆和胃，理气化痰。

【主治】痰热内扰，胆胃不和，虚饮不眠，或呕吐呃逆，及惊悸不宁，癫痫等。

导痰汤

【组成】半夏6克，天南星、枳实、茯苓、橘红各3克，甘草1.5克，生姜10片。

【用法】上药水煎服。

【功效】行气开郁，燥湿祛痰。

【主治】胸膈痞塞，痰涎壅盛，或咳嗽恶心，饮食少思，及肝风挟痰，呕不能食，头晕口干，不时吐痰，甚或痰厥。

润下丸

【组成】陈皮240克，炙甘草60克。

【用法】共研细末，用蒸饼泡成糊做丸。

【功效】利气祛痰。

【主治】积块少食，膈中痰饮。

葶苈大枣泻肺汤

【组成】葶苈子（捣丸如弹子大）、大枣12枚。

【用法】先煮大枣，去枣，入葶苈子，水煎顿服。

【功效】下气平喘，泻痰行水。

【主治】肺痈，浊唾痰涎，咳喘胸满不得卧，或面目水肿等。

控涎丹

【组成】甘遂、大戟、白芥子各等分。

【用法】上药研末，糊丸如梧桐子大，每次5～10丸，临卧姜汤送下。

【功效】祛痰逐饮。

【主治】痰饮伏在胸膈上下，忽然颈项、胸背、腰胯隐痛不可忍，筋骨牵引作痛，走易不定，或手足冷痹，或头痛不可忍，或神昏嗜睡，或饮食无味，痰唾稠黏，夜间喉中痰鸣，多流涎唾。

茯苓饮

【组成】茯苓、人参（或党参）、白术、陈皮、生姜各9克，枳实6克。

【用法】上药水煎服。

【功效】健脾除痰。

【主治】胸中有停痰宿水，自吐水涎，气满不能食。

大陷胸丸

【组成】大黄30克，葶苈子、芒硝、杏仁各15克，研末捣和为丸，如弹子大，每次服1丸，加甘遂末2克，白蜜6克，水煎连渣服。

【功效】泻热逐水破结。

【主治】结胸项亦强，如柔痉状。

大陷胸汤

【组成】大黄12克，芒硝30克，甘遂2克。

【用法】水先煎大黄，去滓；纳芒硝，煮1～2沸，纳甘遂末，温服1升。得大便快利后停服。

【功效】泻热逐水。

【主治】结胸，不大便5～6日，舌上燥而渴，心下硬满而痛不可近，短气烦躁，日晡小有潮热，脉沉而紧，按之有力。

神术丸

【组成】苍术500克，芝麻15克，大枣15枚。

【用法】和匀杵丸，如梧桐子大，每次服50丸。

【功效】燥湿，健脾，滑痰。

【主治】脾虚停饮成癖，呕吐酸水，吐已复作。

雪羹汤

【组成】海蜇30克，荸荠4枚。

【用法】水煎服。

【功效】消痰化结，泄热止疼。

【主治】肝经热厥，小腹攻冲作痛。

十七、收涩之剂

当归六黄汤

当归六黄治汗出，芪柏芩连生熟地；
泻火固表复滋阴，加麻黄根功更异；
或云此药太苦寒，胃弱气虚在所忌。

《兰室秘藏》（李东垣）

【组成】当归、生地黄、熟地黄、黄柏、黄芩、黄连各等分，黄芪加倍。

【用法】上药水煎服。

【功效】固表止汗，滋阴清热。

【主治】阴虚有火。症见盗汗发热，面赤口干，心烦唇燥，便难尿赤，舌红脉数。

【药理分析】阴虚有火为本方主证。方中当归、生地黄、熟地黄养血增液，育阴清火。黄连、黄芩、黄柏清热泻火除烦。黄芪益气固表，合当归、熟地黄以养血益气，气血充则腠理密而汗不易泄，合三黄以扶正泻火，火不内扰则阴液内守而汗可止。如加麻黄根止汗，引诸药走肌表而固腠理，功效更好；胃弱气虚者应慎用，以免苦寒伤胃气。

茯菟丹

茯菟丹疗精滑脱，菟苓五味石莲末；
酒煮山药为糊丸，亦治强中及消渴。

《太平惠民和剂局方》

【组成】菟丝子300克，五味子240克，茯苓、石莲子各90克，山药180克。

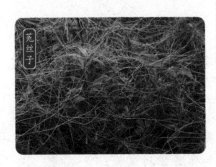

菟丝子

【用法】先酒浸菟丝子，余酒煮山药为糊，和余药末为丸，每次服9克，每日2～3次。遗精用淡盐汤下；白浊用茯苓汤下；赤浊用灯心汤下；消渴及强中证用米汤下。

【功效】镇益心神，固肾涩精，渗湿止浊。

【主治】思虑太过，心气不足，肾经虚损，真阳不固，症见溺有余沥，小便白浊，梦寐频泄，强中消渴。

【药理分析】肾水亏，心火亢为本方主证。方中菟丝子强阴益阳，补肾益精。五味子涩精生津，石莲子清心止浊，山药健脾涩精，茯苓淡渗利湿，通心气于肾。诸药合用，功效卓著。

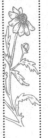

诃 子 散

诃子散用治寒泻，炮姜粟壳橘红也；
河间木香诃草连，仍用术芍煎汤下；
二者药异治略同，亦主脱肛便血者。

《兰室秘藏》（李东垣）

【组成】煨诃子2.1克，炮姜1.8克，罂粟壳、橘红各1.5克。

【用法】上药水煎服。

【功效】固肾收脱，涩肠止泻。

【主治】肠鸣腹痛，虚寒泄泻，米谷不化，脱肛不收，或久痢，便脓血。

【药理分析】肾虚不固，虚寒泄泻为本方主证。方中诃子酸涩止泻收脱，罂粟壳固肾涩肠。炮姜温中散寒而补脾阳；橘红升阳调气，以固气脱（泄泻），亦收形脱（脱肛）。诸药合用，功效卓著。

柏 子 仁 丸

柏子仁丸人参术，麦麸牡蛎麻黄根；
再加半夏五味子，阴虚盗汗枣丸吞。

《普济本事方》（许叔微）

【组成】柏子仁60克，人参、白术、牡蛎、麻黄根、半夏、五味子各30克，麦麸15克。

【用法】上药共研为末，枣肉和丸，如梧桐子大，每次50丸（9克），空腹米汤送下，每日2～3次。

【功效】清热收敛，养心宁神。

【主治】阴虚火旺。症见夜寐不安，盗汗。

【药理分析】阴虚盗汗为本方主证。方中柏子仁养心清热

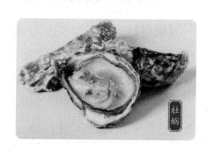

牡蛎

安神。牡蛎、麦麸咸寒，清热收敛；五味子酸敛涩收。半夏和胃燥湿；人参、白术补气。麻黄根专走肌表，引人参、白术以固卫气为使。

桑螵蛸散

桑螵蛸散治便数，参苓龙骨同龟壳；
菖蒲远志及当归，补肾宁心健忘觉。

《本草衍义》（寇宗奭）

【组成】桑螵蛸、远志、菖蒲、龙骨、人参、茯神、当归、龟甲各30克。

【用法】上药共研为末，睡前党参汤调下6克；或水煎服。

【功效】涩精止遗，调补心肾。

【主治】小便频数，或尿如米泔色，心神恍惚，健忘，或遗尿、遗精，舌淡苔白，脉细弱。

【药理分析】心肾两虚为本方主证。方中桑螵蛸补肾固精，收涩止遗。龙骨涩精安神；龟甲养血滋阴，益肾养肝。人参、当归双补气血，资助化源；茯神养心安神；菖蒲、远志交通心肾。

金锁固精丸

金锁固精芡莲须，龙骨蒺藜牡蛎需；
莲粉糊丸盐酒下，涩精秘气滑遗无。

录自《医方集解》

【组成】沙苑子、芡实、莲子、莲须各60克，龙骨、牡蛎各30克。

【用法】莲子粉糊丸，每次9克，空腹淡盐汤下；或入莲子，水煎服。

【功效】补肾涩精。

【主治】精关不固，肾虚精亏。症见遗精滑泄，神疲乏力，四肢酸软，腰酸耳鸣等。

【药理分析】肾虚不固为本方主证。方中沙苑子补肾止遗。莲子、芡实固肾涩精，益心宁心。龙骨、牡蛎收涩止遗，固下潜阳；莲须尤为涩精要药。诸药合用，功效卓著。

治浊固本丸

治浊固本莲蕊须，砂仁连柏二苓俱；
益智半夏同甘草；清热利湿固兼驱。

《医学正传》引李东垣方

【组成】莲须、黄连、猪苓各60克，砂仁、黄柏、益智、半夏、茯苓各30克，炙甘草9克。

【用法】上药共研为末，汤浸蒸饼和丸，梧桐子大，每次50～70丸（9克），空腹温酒下。

【功效】健脾温肾，清热利湿。

【主治】胃中湿热，渗入膀胱。症见小便下浊不止。

【药理分析】湿热下渗膀胱为本方主证。方中黄连、黄柏清热利湿。茯苓、猪苓淡渗利湿；半夏除痰。砂仁、益智利气益脾固肾，防湿热郁滞所伤；莲须收涩止浊。炙甘草调和诸药，防苦寒伤胃。

真人养脏汤

真人养脏诃粟壳，肉蔻当归桂木香；
术芍参甘为涩剂，脱肛久痢早煎尝。

《太平惠民和剂局方》

【组成】人参、当归各9克，白术、肉豆蔻、诃子各12克，肉桂5克，白芍25克，木香10克，炙甘草、罂粟壳各6克。

【用法】上药水煎服。

【功效】涩肠固脱，温补脾肾。

【主治】久泻久痢，脾肾虚寒。症见滑脱不禁，腹痛喜温喜按，或下痢赤白，或便脓血，日夜无度，里急后重，脐腹疼痛，倦怠食少。

【药理分析】泻痢日久，脾肾虚寒为本方主证。方中罂粟壳涩肠止泻，肉桂温肾暖脾。诃子、肉豆蔻温肾暖脾，涩肠止泻；人参、白术益气健脾；当归、白芍养血和阴；木香醒脾理气。甘草健脾和中，合芍药缓急止痛。诸药合用，功效卓著。

牡蛎散

阳虚自汗牡蛎散，黄芪浮麦麻黄根；
扑法芎藁牡蛎粉，或将龙骨牡蛎扪。

《太平惠民和剂局方》

【组成】黄芪、麻黄根、牡蛎各30克。

【用法】入浮小麦30克，水煎服。

【功效】固表敛汗。

【主治】诸虚不足。症见体常自汗，夜卧尤甚，久而不止，心悸惊惕，短气烦倦，舌质淡红，脉细弱。

【药理分析】体虚卫外不固为本方主证。汗出夜卧尤甚，心悸惊惕为兼心阴受损之证。方中牡蛎咸寒敛汗，益阴潜阳。黄芪补益肺气，实卫固表；麻黄根专于止汗。浮小麦益心气，养心阴，清心热。

威喜丸

威喜丸治血海寒，梦遗带浊服之安；
茯苓煮晒和黄蜡，每日空心嚼一丸。

《太平惠民和剂局方》

【组成】黄蜡、茯苓各120克。

【用法】以茯苓为末，熔黄蜡为丸，如弹子大，每次1丸，空腹嚼下。

【功效】收涩补髓，行水渗湿。

【主治】精气不固，元阳虚

衰，小便余沥白浊，梦寐频泄；及妇女血海久冷，白带白淫等。

【药理分析】阳虚带浊为本方主证。方中茯苓补脾宁心，行水渗湿；黄蜡收涩补髓，使精不下流。一行一收，清浊自分。诸药合用，功效卓著。

封髓丹

失精梦遗封髓丹，砂仁黄柏草和丸；
大封大固春常在，巧夺先天服自安。

《奇效良方》（董宿）

【组成】砂仁30克，黄柏90克，炙甘草21克。

【用法】共研细末，蜜和作丸，如梧桐子大，每次9克，空腹淡盐汤送下。

【功效】益肾水，降心火。

【主治】遗精梦交。

【药理分析】心火旺，肾水不足为本方主证。方中黄柏坚肾清火。砂仁温健脾运，引五脏六腑之精归藏于肾。甘草益脾气，并调和黄柏、砂仁之寒温。诸药相合水火既济，相火不再妄动。

桃花汤

桃花汤用石脂宜，粳米干姜共用之；
为涩虚寒少阴利，热邪滞下切难施。

《伤寒论》（张仲景）

【组成】赤石脂、粳米各30克，干姜9克。

【用法】上药水煎服。

【功效】温中涩肠。

【主治】久痢不愈，下痢便脓血，色暗不鲜，腹痛喜温喜按，脉迟弱或微细，舌质淡苔白。

【药理分析】脾肾阳虚之久痢为本方主证。方中赤石脂涩肠固脱。干姜温中散寒，通瘀化脓。

粳米养胃和中，厚肠胃。本方以温中涩肠止泻治标为主，补虚治本之力不足。诸药合用，功效卓著。

济生乌梅丸

济生乌梅与僵蚕，共末为丸好醋参；
便血淋漓颇难治，醋吞唯有此方堪。

《济生方》（严用和）

【组成】乌梅肉45克，僵蚕30克。

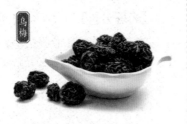

【用法】共研细末，好醋糊丸，如梧桐子大，每次40～50丸（6克），空腹醋汤送下。

【功效】消风散结，敛肺涩肠。

【主治】淋漓不止，肠风便血。

【药理分析】肠风便血为本方主证。方中乌梅味酸，敛肺涩肠，入肝止血。僵蚕消风散结；醋助乌梅涩肠止血，又能散瘀而无留瘀之弊。诸药合用，功效卓著。

附方

河间诃子散

【组成】诃子（半生半煨）30克，木香15克，甘草3克，黄连9克。

【用法】上药共研为末，每次6克，用白术、芍药汤调下。

【功效】涩肠止泻。

【主治】泻久腹痛渐已，泻下渐少。

十八、杀虫之剂

化虫丸

化虫鹤虱及使君，槟榔芜荑苦楝群；
白矾胡粉糊丸服，肠胃诸虫永绝氛。

《太平惠民和剂局方》

【组成】鹤虱、槟榔、苦楝皮、胡粉各30克，使君子、芜荑各15克，白矾7.5克。

【用法】上药共研细末，用酒煮面糊做丸，据年龄酌量服。

【功效】驱杀肠中诸虫。

【主治】肠中诸虫。发作时腹痛，往来上下，呕吐清水或吐蛔。

【药理分析】虫积为本方主证。方中鹤虱驱诸虫，苦楝皮能杀蛔虫、蛲虫，槟榔能杀绦虫、姜片虫，白矾、胡粉均具杀虫之效，使君子、芜荑杀虫消疳，使君子还能通大便，使虫由大便排出。诸药合用，功效卓著。

乌梅丸

乌梅丸用细辛桂，人参附子椒姜继；
黄连黄柏及当归，温藏安蛔寒厥剂。

《伤寒论》（张仲景）

【组成】乌梅30克，细辛6克，附子、干姜各15克，桂枝、人参、黄柏、当归各12克，黄连8克，花椒10克。

【用法】乌梅用醋浸一宿，去核，和余药打匀，烘干或晒干，研末，加蜜制丸，每次9克，每

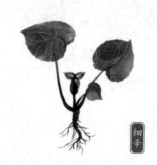

细辛

日1～3次，空腹服；或水煎服。

【功效】泻热安蛔，温脏补虚。

【主治】蛔厥证。症见心烦呕吐，时发时止，食入吐蛔，手足厥冷，腹痛。又治久痢，久泻。

【药理分析】肠寒胃热蛔厥为本方主证。方中乌梅安蛔止痛。花椒、细辛温脏祛寒，细辛可安蛔；桂枝、附子加强温里散寒之力；黄连、黄柏苦可下蛔，上清胃热。人参、当归益气养血。以蜂蜜调和为丸，调和诸药。诸药合用，功效卓著。

集 效 丸

集效姜附与槟黄，芜荑诃鹤木香当；
雄槟丸内白矾入，虫啮攻疼均可尝。

《三因极一病证方论》（陈无择）

【组成】大黄45克，干姜、附子、槟榔、芜荑、诃子肉、鹤虱、木香各21克。

【用法】蜜和作丸，每丸6克或9克，食前乌梅汤送下。

【功效】温中，杀虫。

【主治】虫啮腹痛，作止有时，四肢常冷。

【药理分析】虫积夹寒为本方主证。方中诃子肉、乌梅酸以伏虫；干姜、附子温以安虫。槟榔、芜荑、鹤虱苦以杀虫。木香调气，大黄泻下，使虫有去路。诸药合用，功效卓著。

附方

雄槟丸

【组成】雄黄、槟榔、白矾各等分。

【用法】上药共研为末，饭和作丸，如梧桐子大，每次服1.5克。

【功效】杀虫止痛。

【主治】虫痛。

十九、痈疡之剂

散肿溃坚汤

散肿溃坚知柏连，花粉黄芩龙胆宣；
升柴翘葛兼甘桔，归芍棱莪昆布全。

《兰室秘藏》（李东垣）

【组成】黄芩24克，知母、黄柏、天花粉、龙胆、桔梗、昆布各15克，黄连3克，柴胡12克，升麻、连翘、炙甘草、三棱、莪术各9克，葛根、当归尾、芍药各6克。

【用法】上药水煎服。

【功效】消肿溃坚，泻火散结。

【主治】马刀疮，结硬如石，或在耳下至缺盆中，或于肩上，或于胁下；及瘰疬遍于颏，或至颊车，坚而不溃；或上二证已破流水者。

【药理分析】肝胆三焦相火与痰湿风热结聚为本方主证。方中黄芩、黄连、黄柏、龙胆、知母泻肝胆三焦相火；柴胡、连翘清热散结。升麻、葛根解毒升阳；天花粉、桔梗清肺排脓；当归尾、芍药润肝活血；三棱、莪术行气破血；昆布化痰软坚；甘草化毒和中。桔梗还载药上行，柴胡引药入肝胆经络。诸药合用，功效卓著。

金银花酒

金银花酒加甘草，奇疡恶毒皆能保；
护膜须用蜡矾丸，二方均是疡科宝。

《外科精义》（齐德之）

【组成】鲜金银花150克，甘草30克。

【用法】水、酒各半煎，分3次服。

【功效】消毒止痛，消肿散瘀。

【主治】一切痈疽恶疮，及肺

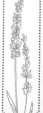

痈肠痈初起。

【药理分析】热毒痈疽恶疮为本方主证。方中金银花甘寒，甘能养血补虚，寒能清热解毒，为治痈疮圣药。甘草解毒扶胃。酒性走散。诸药合用，功效卓著。

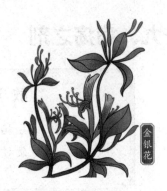
金银花

托里温中汤

托里温中姜附羌，茴木丁沉共四香；
陈皮益智兼甘草，寒疡内陷呕泻良。

《卫生宝鉴》（罗谦甫）

【组成】炮姜、羌活各9克，炮附子12克，木香4.5克，茴香、丁香、沉香、陈皮、益智、炙甘草各3克，生姜5片。

【用法】上药水煎服。

【功效】温中托毒，散寒消痞。

【主治】疮疡属寒，疮毒内陷，脓汁清稀，心下痞满，肠鸣腹痛，大便溏泻，食则呕逆，时发昏愦等。

【药理分析】寒性疮疡内陷为本方主证。心下痞满为疮气内攻，聚而为满；胃寒则呕吐呃逆，不下食，便溏；邪扰清窍则昏愦；均为次要症。方中附子、干姜温中助阳，祛寒托毒。羌活透利关节；炙甘草温补脾胃，行经络，通血脉。益智、沉香、丁香温胃散寒以平呕逆；木香、陈皮、茴香散痞消满。诸药合用，功效卓著。

真人活命饮

真人活命金银花，防芷归陈草节加；
贝母天花兼乳没，穿山角刺酒煎嘉；
一切痈疽能溃散，溃后忌服用毋差；
大黄便实可加使，铁器酸物勿沾牙。

《校注妇人良方》（陈自明）

【组成】白芷、贝母、防风、赤芍、当归尾、甘草节、皂角刺、穿山甲、天花粉、乳香、没药各3克，金银花、陈皮各9克。

【用法】上药水煎服，或水酒各半煎服。

【功效】消肿溃坚，清热解毒，活血止痛。

【主治】疮疡肿毒初起，红肿疼痛，或身热，凛寒，苔薄白或黄，脉数有力。

【药理分析】疮疡肿毒初起为本方主证。方中金银花疏散透达，清热解毒，清气凉血；防风、白芷疏风散邪，用治痈疡初起；归尾、赤芍、乳香、没药、陈皮活血散瘀，行气通络，消肿止痛；贝母、天花粉清热化痰，消肿散结；穿山甲、皂角刺溃坚排脓；甘草清热解毒，加酒活血消肿，协诸药直达病所。诸药合用，功效卓著。

托里定痛汤

托里定痛四物兼，乳香没药桂心添；
再加蜜炒罂粟壳，溃疡虚痛去如拈。

《疡医大全》（顾世澄）

【组成】熟地黄、当归、白芍、川芎、乳香、没药、肉桂、罂粟壳各等分。

【用法】上药水煎服。

【功效】托里充肌，消肿止痛。

【主治】痈疽溃后不敛，血虚疼痛。

【药理分析】痈疽溃后血虚

为本方主证。方中四物汤补血调血，托里充肌。乳香、没药透毒消肿，罂粟壳收敛止痛。肉桂温通血脉。诸药合用，功效卓著。

托 里 十 补 散

托里十补参芪芎，归桂白芷及防风；
甘桔厚朴酒调服，痈疡脉弱赖之充。

《太平惠民和剂局方》

【组成】黄芪、当归、人参各6克，川芎、肉桂、白芷、防风、甘草、桔梗、厚朴各3克。

【用法】上药共研为细末，每次服6克，加至18克，热酒调服。

【功效】温通消散，益气和血。

【主治】痈疡初起，毒重痛甚，形体羸瘦，脉弱无力。

【药理分析】痈疡体虚为本方主证。方中人参、黄芪补气，当归、川芎活血，肉桂温通血脉，白芷、甘草解毒，防风散风，桔梗排脓，厚朴散满。合为补里散表，消散、内托并用之方。

小 金 丹

小金专主治阴疽，鳖麝乌龙灵乳储；
墨炭胶香归没药，阴疮流注乳癌除。

《外科全生集》（王洪绪）

【组成】白胶香、草乌、五灵脂、地龙、木鳖子各120克，乳香、没药、当归各55克，麝香25克，墨炭10克。

【用法】上药共研为细末，糯米粉打糊为丸，芡实大，每次1丸，陈酒送下，覆盖取汗。

【功效】化痰祛湿，祛痰通络。

【主治】阻滞凝结，寒湿痰瘀。如流注、痰核、瘰疬、乳岩、横痃、贴骨疽等。

【药理分析】寒湿痰瘀阻滞凝结致阴证疮疡或阴疽为本方主证。方中草乌逐寒湿，通经络，开顽痰。五灵脂、乳香、没药活血祛瘀，消肿定痛；当归、麝香、地龙温经养血，开通经络；白胶香调气血，消痈疽；木鳖子祛痰毒，消结肿；墨炭消肿化瘀。糯米养胃气。诸药合用，功效卓著。

六 神 丸

六神丸治烂喉痧，每服十九效可夸；
珠粉腰黄冰片麝，牛黄还与蟾酥加。

《雷允上诵芬堂方》（雷允上）

【组成】珍珠粉、犀牛黄、麝香各4.5克，雄黄（腰黄）、冰片、蟾酥各3克。

【用法】制成小水丸，每次10粒，每日2次，将药放在舌心噙化，徐徐咽下，或温开水送下。

【功效】消肿止痛，清热解毒。

【主治】烂喉丹痧，咽喉肿痛，乳蛾喉痹，水浆不下，口舌腐烂，腮项肿痛，痈疽疮疖，无名肿毒，舌尖红，脉浮数等。

【药理分析】肺胃热盛壅阻致各种痈疽疮疖，尤其在口腔咽喉部者为本方主证。方中牛黄清热豁痰。麝香芳香开窍，辟秽化浊，消肿止痛；珍珠解心肝二经之热，益阴潜阳解毒；雄黄辟秽解毒；蟾酥拔毒攻毒，辟恶通窍；冰片散郁火，解热毒。诸药合用，功效卓著。

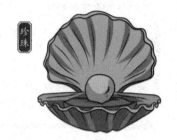

珍珠

梅花点舌丹

梅花点舌用三香，冰片硼珠朱二黄；
没药熊荜蟾血竭，一九酒化此方良。

《外科全生集》（王洪绪）

【组成】熊胆、冰片、雄黄、硼砂、血竭、荜茇子、沉香、乳香、没药各3克，珍珠9克，牛黄、麝香、蟾酥、朱砂各6克。

【用法】蟾酥用人乳化开，余药为细末，药汁为丸，绿豆大，金箔为衣，每次1丸，入葱白打碎，陈酒送服；或用醋化开外敷。

【功效】消肿止痛，清热解毒。

【主治】疔毒恶疮，无名肿痛，红肿痈疖，乳蛾，咽喉肿痛。

【药理分析】痈疽疔毒，诸疮肿痛属阳为本方主证。方中蟾酥散热消肿，解疔疮之毒。乳香、没药、血竭行瘀活血止痛；冰片、朱砂、雄黄清热解毒消肿；硼砂散瘀解疮毒；麝香、珍珠止疔毒疼痛，托里消肿。沉香行气化结；荜茇子利水泻热；牛黄、熊胆清心肝烦热，凉血解毒。诸药合用，功效卓著。

醒消丸

醒消乳没麝雄黄，专为大痈红肿尝；
每服三钱陈酒化，醉眠取汗是良方。

《外科全生集》（王洪绪）

【组成】乳香、没药各30克，雄黄15克，麝香4.5克。

【用法】上药共研为末，黄米饭30克，捣为丸，莱菔子大，每次9克，陈酒送下。

【功效】解毒消痈，活血散结。

【主治】痰湿阻滞而致的痈疽肿毒，坚硬疼痛，未成脓。

【药理分析】痈肿初起，痰湿阻滞为本方主证。方中雄黄豁痰解毒去瘀。乳香、没药活血行气，消瘀散肿而止痛；麝香解毒通络。酒性走散协诸药以消痛。诸药合用，功效卓著。

保安万灵丹

万灵归术与三乌，辛草荆防芎活俱；
天斛雄麻全蝎共，阴疽鹤膝湿痹须。

《外科正宗》（陈实功）

【组成】苍术240克，麻黄、羌活、荆芥、防风、细辛、天麻、全蝎、川乌、草乌、石斛、生何首乌、朱砂、当归、川芎、甘草各30克，雄黄180克。

【用法】上药共研为细末，炼蜜为丸，弹子大，朱砂18克为衣，每次服1丸。

【功效】活血解毒，散风祛湿。

【主治】湿痰流注，外受风寒引起：风寒湿痹，阴疽，疔疮，对口发颐，附骨疽，鹤膝风，破伤风，中风瘫痪，口眼㖞斜，半身不遂，皮肤紫斑，舌苔薄白，脉浮紧等症。

【药理分析】阴寒痰湿凝结为本方主证。方中麻黄辛温发汗，通腠理，调血脉。羌活、荆芥、防风散风热，清头目，利咽喉，消疮肿；细辛通窍，疗风湿痹痛，痰饮咳逆；天麻息风镇痉，疗中风瘫痪，麻木不仁，偏正头痛；全蝎性温善走，疗中风不语，祛风解毒，又能散结消肿；川乌、草乌温散寒湿，祛风通痹；生何首乌解毒疗疮止痒；朱砂清热解毒，安神镇怯；雄黄燥湿杀虫，辟秽解毒。苍术健脾燥湿；石斛清热养阴；当归、川芎和血活血，消肿止痛。甘草调和诸药。诸药合用，功效卓著。

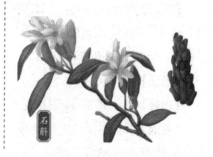
石斛

一粒珠

一粒珠中犀甲冰，珍朱雄麝合之能；
痈疽发背无名毒，酒化一丸力自胜。

《良方集腋》（谢元庆）

【组成】穿山甲75克，牛黄、珍珠各1.1克，朱砂、麝香、冰片、雄黄各1.5克，蟾酥0.5克。

【用法】共研为细粉，用人乳拌糊丸，每次1.6克，用人乳化开，陈酒冲服。

【功效】解毒，消肿，止痛。

【主治】乳痈乳癌，痈疽疮疖，一切无名肿毒，红肿疼痛。

【药理分析】痈疽疮疖为本方主证。方中穿山甲消肿排脓，下乳通经，散瘀通络。牛黄、麝香、冰片清热解毒，消肿开窍；珍珠、朱砂安神定惊，清热解毒；雄黄、蟾酥解毒，消肿，祛痰。人乳补虚润燥。陈酒升散。诸药合用，功效卓著。

阳和汤

阳和汤法解寒凝，外症虚寒色属阴；
熟地鹿胶姜炭桂，麻黄白芥草相承。

《外科全生集》（王洪绪）

【组成】熟地黄30克，鹿角胶、肉桂、生甘草各9克，白芥子6克，炮姜炭、麻黄各2克。

【用法】上药水煎服。

【功效】散寒通滞，温阳补血。

【主治】阴疽由阳虚寒凝所致。如贴骨疽、脱疽、流注、痰核、鹤膝风等属于阴疽证者。其症患处漫肿无头，酸痛无热，皮色不变，口中不渴，舌苔淡白，脉沉细等。

【药理分析】虚（本）寒（标）阴虚为本方主证。方中熟地黄温补肝肾，滋阴养血。鹿角胶补肾填精，强壮筋骨，上药相配取"阳生阴长"之意。麻黄发越阳气，白芥子去痰除湿，二药合用使气血宣通，使熟地黄、鹿角胶补而不滞；姜炭、肉桂温经散寒。甘草清热解毒，调和诸药。

诸药合用，功效卓著。

蟾酥丸

蟾酥丸用麝蜗牛，乳没朱雄轻粉侔；
铜绿二矾寒水石，疔疮发背乳痈瘰。

《外科正宗》（陈实功）

【组成】蟾酥、雄黄各6克，轻粉1.5克，枯矾、煅寒水石、铜绿、乳香、没药、胆矾、麝香各3克，蜗牛21个，朱砂9克。

【用法】上药共研为末，先将蜗牛研烂，同蟾酥和研稠黏，再入各药为丸，绿豆大，每次5丸，用葱白五寸嚼烂后，包药在内，热酒一盅送下，盖被取汗；或外敷用。

【功效】止痛消肿，解毒消毒。

【主治】疔疮，发背，脑疽，乳痈，附骨臂腿等疽，及各种恶疮，不痛或麻木，或呕吐，甚至昏愦。

【药理分析】各种恶疮为本方主证。呕吐、昏愦为次要症，因疮毒风痰上泛或上蒙清窍而致。方中蟾酥内服能治疗毒发背，外用则止痛去腐肉。蜗牛内服清热解毒，外用消疮肿；铜绿去风痰而治恶疮；枯矾、胆矾、雄黄去痰解毒；乳香、没药行气活血，消肿止痛；轻粉劫痰通经络；麝香解毒而通经络。寒水石清热解毒，兼解诸石之毒。诸药合用，功效卓著。

附方

蜡矾丸

【组成】黄蜡60克，白矾30克。

【用法】先将蜡熔化，稍冷，入矾和丸，如梧桐子大，每次服10丸，渐加至百丸，酒送下，每日2～3次。

【功效】护膜托里，使毒不攻心。

【主治】痈疽疮疡，金石发疽，肺痈乳痈，痔漏肿痛，及毒虫蛇犬咬伤。

二十、经产之剂

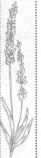

妊娠六合汤

海藏妊娠六合汤，四物为君妙义长；
伤寒表虚地骨桂，表实细辛兼麻黄；
少阳柴胡黄芩入，阳明石膏知母藏；
小便不利加苓泻，不眠黄芩栀子良；
风湿防风与苍术，温毒发斑升翘长；
胎动血漏名胶艾，虚痞朴实颇相当；
脉沉寒厥亦桂附，便秘蓄血桃仁黄；
安胎养血先为主，余因各症细参详；
后人法此治经水，过多过少别温凉；
温六合汤加芩术，色黑后期连附商；
热六合汤栀连益，寒六合汤加附姜；
气六合汤加陈朴，风六合汤加芫羌；
此皆经产通用剂，说与时师好审量。

《医垒元戎》（王好古）

【组成】熟地黄、白芍、当归、川芎各30克。

（1）柴胡六合汤：加柴胡、黄芩各21克。

（2）石膏六合汤：加石膏、知母各15克。

（3）栀子六合汤：加栀子、黄芩各15克。

（4）茯苓六合汤：加茯苓、泽泻各15克。

（5）升麻六合汤：加升麻、连翘各15克。

（6）风湿六合汤：加防风、制苍术各21克。

（7）表虚六合汤：加桂枝、地骨皮各21克。

（8）表实六合汤：加麻黄、细辛各15克。

（9）朴实六合汤：加厚朴、炒枳实各15克。

（10）胶艾六合汤：加阿胶、艾叶各15克。

（11）大黄六合汤：加大黄15克，桃仁5克。

（12）附子六合汤：加炮附子、肉桂各15克。

【用法】上药水煎服。

【功效】养血安胎，分别兼以解肌止汗；发汗解表；清热生津；利水通小便；清三焦虚热；散风燥湿；清温（热）解毒；暖宫止血；散寒回阳；消痞散满；泻结破瘀。

【主治】妊娠而病伤寒，分别侧重于：

（1）寒热往来，心烦喜呕，胸胁满痛，脉弦。

（2）阳明经证见身热不恶寒，有汗口渴，脉长而大。

（3）发汗或攻下后，虚烦不得眠。

（4）足太阳膀胱腑病见小便不利。

（5）下后过经不愈，转为温毒发斑如锦纹。

（6）感受风湿，四肢骨节烦疼，头痛发热而脉浮。

（7）伤风，表虚自汗，头痛项强，身热恶寒，脉浮缓。

（8）伤寒，表实无汗，头痛身热，恶寒，脉浮紧。

（9）发汗或攻下后，心下虚痞，腹中胀满。

（10）发汗或攻下后，血漏不止，胎气受损，胎动不安。

（11）阳明、太阳本病见大便色黑而硬，小便色赤而畅，腹胀气满而脉沉数（蓄血）。

（12）少阴证见脉沉而迟，四肢拘急，腹中痛，身凉有微汗。

【药理分析】妊娠伤寒为本方主证。分别有上述兼证。方中四物汤养血安胎。佐以上述12组药以针对不同证候。诸药合用，功效卓著。

固 经 丸

固经丸用龟板君，黄柏樗皮香附群；
黄芩芍药酒丸服，漏下崩中色黑殷。

《医学入门》（李梴）

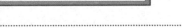

【组成】黄芩、白芍、龟甲（龟板）各30克，椿皮21克，黄柏9克，香附7.5克。

【用法】制成丸，每次9克，食前温开水送服；或水煎服。

【功效】止血固经，滋阴清热。

【主治】迫血妄行，阴虚内热。症见经行不止，崩中漏下，血色深红，兼夹紫黑瘀块，心胸烦热，腹痛溲赤，舌红，脉弦数。

【药理分析】阴虚内热，迫血妄行为本方主证。方中龟甲、白芍滋阴养血，潜阳降火；黄芩清热泻火以止血。黄柏、椿皮助黄芩清热止血固经。香附疏肝解郁而调血。诸药合用，功效卓著。

黑 神 散

黑神散中熟地黄，归芍甘草桂炮姜；
蒲黄黑豆童便酒，消瘀下胎痛逆忘。

《太平惠民和剂局方》

【组成】熟地黄、当归尾、赤芍、蒲黄、肉桂、干姜、炙甘草各120克，黑豆15克。

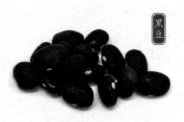

黑豆

【用法】上药共研为散，每次6克，温酒调下。原方用酒和童便各半盏同煎后调服。

【功效】消瘀行血，下胎。

【主治】产后恶露不尽，或攻冲作痛，或脐腹坚胀撮痛，及胞衣不下，胎死腹中，产后瘀血等。

【药理分析】血瘀不行为本方主证。方中蒲黄、黑豆去瘀行血。熟地黄、当归尾、赤芍养血和血，肉桂、干姜温通血脉。甘草甘缓益气，童便散瘀而引血下行。酒引药入血分而通经络。诸药合用，功效卓著。

胶艾汤

胶艾汤中四物先，阿胶艾叶甘草全；
妇人良方单胶艾，胎动血漏腹痛全；
胶艾四物加香附，方名妇宝调经专。

《金匮要略》（张仲景）

【组成】川芎、甘草各6克，阿胶、艾叶、当归各9克，芍药、生地黄各12克。

【用法】水（酒）煎去滓，入阿胶烊化，温服。

【功效】调经安胎，补血止血。

【主治】妇女冲任虚损，月经过多，崩中漏下，淋沥不止，或半产后下血不绝，或妊娠下血，腹中疼痛。

【药理分析】冲任虚寒，血失统摄为本方主证。方中阿胶补血止血，艾叶温经止血，二药为调经安胎，治崩止漏要药。生地黄、当归、芍药、川芎补血调血，止血防瘀。甘草调和诸药，加清酒温散行瘀。诸药合用，功效卓著。

达生散

达生紫苏大腹皮，参术甘陈归芍随；
再加葱叶黄杨脑，孕妇临盆先服之；
若将川芎易白术，紫苏饮子子悬宜。

《丹溪心法》（朱丹溪）

【组成】当归、芍药、人参、白术、陈皮、紫苏叶各3克，炙甘草6克，大腹皮9克。

【用法】上药共研为粗末，加青葱5叶，黄杨脑子（即叶梢）7个，或加枳壳、砂仁，水煎服。

【功效】顺气安胎，补气养血。

【主治】胎产不顺，气血虚弱。

【药理分析】气血虚弱为本方主证。方中人参补气，当归养血。白术、甘草、芍药补益气血。紫苏叶、大腹皮、陈皮、葱叶疏利壅滞，黄杨木顺产。诸药合用，功效卓著。

当归散

当归散益妇人妊，术芍芎归及子芩；
安胎养血宜常服，产后胎前功效深。

《金匮要略》（张仲景）

【组成】当归、黄芩、芍药、川芎各480克，白术240克。

【用法】上药共研细末，用酒调服6～9克，每日2次。

【功效】养胎安胎，清热去湿。

【主治】血少有热，妇女妊娠，胎动不安，及曾经数次半产者。

【药理分析】血少有热，胎动不安为本方主证。方中当归养血活血，黄芩清热凉血安胎，芍药、川芎养血活血，白术健脾利湿。诸药合用，功效卓著。

参术饮

妊娠转胞参术饮，芎芍当归熟地黄；
炙草陈皮兼半夏，气升胎举自如常。

《丹溪心法》（朱丹溪）

【组成】当归、人参、白术、甘草、熟地黄、川芎、白芍、陈皮、半夏各9克。

【用法】加生姜，水煎服。

【功效】升气举胎，补益气血。

【主治】妊娠转胞，脐下急痛，小便频数或不通。

【药理分析】孕妇气血虚弱为本方主证。方中人参、熟地黄益气养血，白术健脾燥湿，当归、白芍养血和血，川芎活血行气，陈皮、半夏消痰化饮，甘草益气和中，调和诸药，使气得升降，胎位正常，胞室不受压迫。诸药

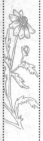

《汤头歌诀》白话精解

合用，功效卓著。

清 魂 散

清魂散用泽兰叶，人参甘草川芎协；
荆芥理血兼祛风，产中昏晕神魂帖。

《济生方》（严用和）

【组成】泽兰叶、人参、川芎各3克，炙甘草1克，荆芥9克。

【用法】上药共研为末，每次3～6克，温酒热汤各半盏调服。同时可用醋喷在炭火上，取烟熏鼻。

【功效】益气血，散外邪。

【主治】产后恶露已尽，气血虚弱，感冒风邪，忽然昏晕不省人事。

【药理分析】产后气血虚弱致血晕为本方主证。方中人参、甘草补气，川芎、泽兰养血。荆芥疏散风邪。清酒引药入血分。诸药合用，功效卓著。

牡 丹 皮 散

牡丹皮散延胡索，归尾桂心赤芍药；
牛膝棱莪酒水煎，气行瘀散血瘕削。

《妇人大全良方》（陈自明）

【组成】牡丹皮、延胡索、当归尾、桂心各30克，牛膝、赤芍、莪术各60克，三棱45克。

【用法】共研为粗末，每次9克，水、酒各半煎服。

【功效】化瘀行滞。

【主治】血瘕，心腹间攻冲走

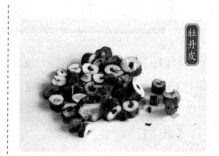

牡丹皮

注作痛，痛时见硬块，移动而不固定。

【药理分析】瘀血凝聚为本方主证。方中牡丹皮活血散瘀，赤芍、当归尾养血活血，三棱、莪术、延胡索消瘀散结并行气，牛膝活血并引血下行，桂心温通血脉，酒引药入血中。诸药合用能行血中气滞、气中血滞，使气血周流，经脉通畅，瘀血可散。

当归生姜羊肉汤

当归生姜羊肉汤，产后腹痛蓐劳匡；
亦有加入参芪者，千金四物甘桂姜。

《金匮要略》（张仲景）

【组成】当归9克，生姜15克，羊肉100克。

【用法】上药水煎服。

【功效】祛寒止痛，温中补虚。

【主治】妇女产后腹中疼痛，及产后气血皆虚，发热自汗，肢体疼痛的蓐劳证。

【药理分析】产后血虚有寒或气血两虚为本方主证。方中当归养血调营。生姜温气散寒；羊肉辛热，大补气血。诸药合用，功效卓著。

柏子仁丸

柏子仁丸熟地黄，牛膝续断泽兰芳；
卷柏加之通血脉，经枯血少肾肝匡。

《妇人大全良方》（陈自明）

【组成】柏子仁、牛膝、卷柏各15克，泽兰、续断各60克，熟地黄30克。

【用法】上药共研为细末，炼蜜为丸，梧桐子大，每次30丸（9克），空腹米汤送下。

【功效】补血通经，养心安神。

【主治】女子血少神衰，月经停闭，形体羸瘦。

【药理分析】阴血不充为本方

主证。方中柏子仁养心安神。熟地黄、牛膝、续断补肝肾益冲任。佐以卷柏、泽兰活血通经。

羚羊角散

羚羊角散杏薏仁，防独芎归又茯神；
酸枣木香和甘草，子痫风中可回春。

《济生方》（严用和）

【组成】羚羊角3克，独活、防风、川芎、当归、酸枣仁（炒）、茯神、杏仁、薏苡仁各1.5克，木香、甘草各0.8克。

【用法】加生姜5片，水煎服。

【功效】活血安胎，清热镇痉。

【主治】头项强直，妊娠中风，筋脉挛急，言语謇涩，痰涎不利，或抽搐，不省人事的子痫证。

【药理分析】妊娠肝旺生风为本方主证。方中羚羊角平肝息风，镇痉。酸枣仁、茯神宁心安神，当归、川芎活血安胎，独活、防风散风邪。杏仁、木香清肺和胃，薏苡仁、甘草调脾胃而舒筋挛。

天 仙 藤 散

天仙藤散治子气，香附陈甘乌药继；
再入木瓜苏叶姜，足浮喘闷此方贵。

《妇人大全良方》（陈自明）

【组成】天仙藤（炒）、香附（炒）、陈皮、炙甘草、乌药各60克。

【用法】上药共研为末，每次9克，加木瓜、紫苏叶、生姜各3片，水煎服。

【功效】疏表除湿，调气活血。

【主治】子气。症见妇女妊娠足肿，喘闷妨食，甚则脚趾出黄水。

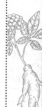

【药理分析】冲任二经有风气，水道不利为本方主证。方中天仙藤疏气活血，除血中风气。香附、陈皮、乌药调畅郁气，气畅则水道自利；木瓜除湿利筋骨。甘草和中益气；紫苏叶、生姜疏表散风，兼以和胃。

抵当丸

抵当丸用桃仁黄，水蛭虻虫共合方；
蓄血胞宫少腹痛，破坚非此莫相当。

《伤寒论》（张仲景）

【组成】桃仁12克，大黄、水蛭、虻虫各9克。

【用法】上药共研为细末，炼蜜为4丸，每次1丸；蓄血不下，再服1丸，以下为度。

【功效】攻逐瘀血。

【主治】下焦蓄血。症见少腹满痛，而小便自利，身黄如疸，精神发狂，大便色黑，脉沉结。

【药理分析】下焦胞宫蓄血为本方主证。方中水蛭逐恶血，破血瘕积聚；虻虫逐瘀血，破血积癥瘕。桃仁活血化瘀，大黄荡涤热邪，导瘀血下行。诸药合用，功效卓著。

白术散

白术散中用四皮，姜陈苓腹五般奇；
妊娠水肿肢浮胀，子肿病名此可医。

《全生指迷方》（王贶）

【组成】白术3克，生姜皮、陈皮、茯苓皮、大腹皮各1.5克。

【用法】上药共研细末，米汤送下。

【功效】行气利水，健脾化湿。

【主治】子肿。症见妇女妊娠后期，面目四肢水肿。

【药理分析】脾虚水湿泛滥

为本方主证。方中白术健脾制水以治本。生姜皮、陈皮行气疏表使水从毛窍而出；大腹皮、茯苓皮下气行水使水从小便而出，治标。诸药合用，功效卓著。

交 加 散

交加散用姜地捣，二汁交拌各自妙；
姜不辛散地不寒，产后伏热此为宝。

《妇人大全良方》（陈自明）

【组成】生姜360克，生地黄30克。

【用法】各捣取汁，再将生姜汁拌生地黄渣，生地黄汁拌生姜渣，焙干研末，每次9克，温酒调下。

【功效】温中去寒，滋阴清热，调和气血。

【主治】妇女腹痛结瘕，气血不和，及产后血虚，伏热不解。

【药理分析】气血不和或血虚伏热为本方主证。方中生地黄清热凉血，滋阴；生姜温散去寒；互相拌制，则生地黄滋阴清热而不寒，生姜温中去寒而不辛不燥。诸药合用，功效卓著。

如 圣 散

如圣乌梅棕炭姜，三般皆煅漏崩良；
升阳举经姜栀芍，加入补中益气尝。

《证治准绳》（王肯堂）

【组成】乌梅、棕榈各30克，干姜45克。

【用法】煅成炭，研末，每次6克，乌梅汤送下。

【功效】止崩漏，敛血止血。

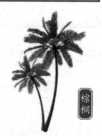

棕榈

【主治】崩漏不止，血色淡而无血块。

【药理分析】冲任虚寒为本方主证。方中棕榈涩能止血，乌梅酸能收敛，干姜温能守中。烧成炭能止血，故均煅黑。

泰山磐石饮

泰山磐石八珍全，去茯加芪芩断联；
再益砂仁及糯米，妇人胎动可安痊。

《景岳全书》（张景岳）

【组成】人参35克，黄芪、当归、川续断、黄芩、糯米各15克，白术、熟地黄各9克，芍药6克，砂仁、炙甘草、川芎各5克。

【用法】上药水煎服。

【功效】养血安胎，益气健脾。

【主治】妇女气血两虚，面色淡白，胎动不安，倦怠乏力，不思饮食，舌质淡，苔薄白，脉浮滑无力，或沉弱。

【药理分析】冲任失养，气血虚弱，胎元不固为本方主证。方中人参、黄芪、熟地黄益气养血。白术健脾燥湿，当归、芍药养血和营，川续断补益精血，滋养肝肾。川芎活血行气，黄芩清热安胎，砂仁理气安胎，糯米平补脾胃。甘草调和诸药。诸药合用，功效卓著。

竹叶汤

竹叶汤能治子烦，人参芩麦茯苓存；
有痰竹沥宜加入，胆怯闷烦自断根。

《证治准绳》（王肯堂）

【组成】人参1.5克，麦冬4.5克，茯苓、黄芩各3克，淡竹叶6克。

【用法】上药水煎服。

【功效】泻火安胎，清心除烦。

【主治】子烦。症见妇女妊娠心惊胆怯，终日烦闷。

【药理分析】心胆火旺为本

方主证。方中竹叶清心除烦。黄芩泻火安胎，茯苓宁心，麦冬凉肺。人参补气。若挟痰，可见呕吐涎沫，为兼证，可佐以竹沥少许化痰清热。诸药合用，功效卓著。

保产无忧方

保产无忧芎芍归，荆羌芪朴菟丝依；
枳甘贝母姜蕲艾，功效称奇莫浪讥。

《傅青主女科》（傅青主）

【组成】当归、川芎各4.5克，荆芥穗、炙黄芪各2.4克，艾叶、厚朴各2.1克，枳壳1.8克，菟丝子4.2克，川贝母3克，白芍3.6克，羌活、甘草各1.5克。

【用法】加生姜3片，水煎服。

【功效】理气安胎。

【主治】腰酸腹痛，胎动不安，及胎位不正，难产等。

【药理分析】气血不和致胎动不安或胎位不正为本方主证。方中川芎、当归、白芍和血，厚朴、枳壳理气，黄芪补气。荆芥、羌活泻肝经气血，贝母寒润并化痰，生姜温中，艾叶暖宫。安胎催生效甚佳。

紫菀汤

紫菀汤方治子嗽，天冬甘桔杏桑会；
更加蜂蜜竹茹煎，孕妇咳逆此为最。

《妇人大全良方》（陈自明）

【组成】紫菀、天冬各30克，桔梗15克，炙甘草、杏仁、桑白皮各9克，淡竹茹6克。

【用法】加入蜂蜜，水煎服。

【功效】降气止嗽，清火润肺。

【主治】子嗽。症见妊娠咳嗽，失于濡润，津血不足。

【药理分析】肺失濡润，郁火上炎为本方主证。方中紫菀润肺下气，消痰止咳。天冬滋

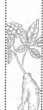

阴润燥，清肺抑火；竹茹清热消痰；桑白皮清泻肺火；桔梗祛痰止咳；杏仁降气除痰；白蜂润肺。甘草调诸药。诸药合用，功效卓著。

安胎饮子

安胎饮子建莲先，青苎还同糯米煎；
神造汤中须蟹爪，阿胶生草保安全。

【组成】莲子、青苎麻根（包）、糯米各15克。

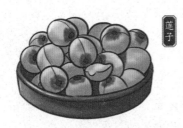
莲子

【用法】水煎，去苎麻根，每早连汤服1次。

【功效】预防小产。

【主治】胎动不安，小产。

【药理分析】相火妄动，胎气不固为本方主证。方中莲子清君相之火而固涩。苎麻根清瘀热而通子户。糯米补脾。使火清胎固，故能预防小产。

固冲汤

固冲汤中芪术龙，牡蛎海蛸五倍同；
茜草山萸棕炭芍，益气止血治血崩。

《医学衷中参西录》（张锡纯）

【组成】白术30克，生黄芪18克，龙骨、牡蛎、山茱萸各24克，生杭芍、海螵蛸各12克，茜草9克，棕榈炭6克，五倍子末1.5克。

【用法】上药水煎服。

【功效】固冲摄血，益气健脾。

【主治】脾不统血，脾气虚

弱，冲脉不固，血崩或月经过多，色淡质稀，心悸气短，舌淡，脉细弱或虚大。

【药理分析】气不摄血而致崩漏下血为本方主证。方中白术、黄芪为君，补气健脾，固冲摄血，治其本。山茱萸、杭芍补益肝肾，敛阴养血。龙骨、牡蛎、海螵蛸、棕榈炭、五倍子收敛固涩治其标；配用茜草活血止血，使血止而不留瘀。诸药合用，功效卓著。

失 笑 散

失笑蒲黄及五灵，晕平痛止积无停；
山楂二两便糖入，独圣功同更守经。

《太平惠民和剂局方》

【组成】蒲黄、五灵脂各50克。

【用法】上药共研为细末，每次6克，黄酒或醋冲服；或水煎服。

【功效】散结止痛，活血祛瘀。

【主治】瘀血停滞之心腹剧痛，或产后恶露不行，或月经不调，少腹急痛等；或产后血晕。

【药理分析】瘀血停滞为本方主证。方中五灵脂通利血脉，散瘀止痛；蒲黄行血止血。佐以醋及黄酒活血通络，行散药力，加强止痛。诸药合用，功效卓著。

生 化 汤

生化汤宜产后尝，归芎桃草炮姜良；
倘因乳少猪蹄用，通草同煎亦妙方。

《傅青主女科》（傅青主）

【组成】当归25克，川芎9克，桃仁6克，干姜、炙甘草各2克。

【用法】水煎服；或酌加黄酒适量同煎。

【功效】温经止痛，活血化瘀。

【主治】产后恶露不行，小腹冷痛。

【药理分析】产后血虚受寒为本方主证。方中当归养血活血，祛瘀生新，引血归经。川芎活血行气，桃仁活血祛瘀。干姜走血分，温经散寒，黄酒温通血脉。甘草调和诸药。诸药合用，功效卓著。

附方

温六合汤

【组成】熟地黄、白芍、当归、川芎、黄芩、白术各30克。

【用法】上药水煎服。

【功效】健脾统血，清阳凉血。

【主治】月经过多，气虚血热。

寒六合汤

【组成】熟地黄、白芍、当归、川芎各30克，附子、干姜各适量。

【用法】上药水煎服。

【功效】温阳散寒，养血调经。

【主治】虚寒脉微自汗，清便自调，气难布息。

热六合汤

【组成】熟地黄、白芍、当归、川芎各30克，黄连、栀子各适量。

【用法】上药水煎服。

【功效】清热凉血，养血调经。

【主治】血虚有热，月经妄行，发热心烦，不能睡卧。

风六合汤

【组成】熟地黄、白芍、当归、川芎各30克，秦艽、羌活各适量。

【用法】上药水煎服。

【功效】祛风止眩，养血和血。

【主治】产后血脉空虚，感受风邪而发痉厥。

连附六合汤

【组成】熟地黄、白芍、当归、川芎各30克，黄连、香附各适量。

【用法】上药水煎服。

【功效】清热行气，养血调经。

【主治】月经后期，气滞血热，色黑不畅。

气六合汤

【组成】熟地黄、白芍、当归、川芎各30克，厚朴、陈皮各适量。

【用法】上药水煎服。

【功效】理气开郁，养血调经。

【主治】月经不畅，气郁经阻，腹胁胀痛。

《汤头歌诀》白话精解

妇宝丹

【组成】熟地黄12克，白芍、川芎、当归、阿胶、艾叶、香附各9克。

【用法】分别用童便、盐水、酒、醋浸泡3日后炒。

【功效】行气调经，养血活血。

【主治】血虚有寒，月经不调。

胶艾汤

【组成】阿胶（蛤粉炒）15克。

【用法】炖化，艾叶1.5克，煎汤冲服。

【功效】止血安胎。

【主治】腹痛漏血，胎动不安。

紫苏饮

【组成】当归9克，芍药、大腹皮、人参、川芎、陈皮各15克，紫苏30克，炙甘草3克。

【用法】上药水煎服。

【功效】安胎止痛，顺气和血。

【主治】胎气不和，胀满疼痛；兼治临产惊恐，气结连日不下。

千金羊肉汤

【组成】干地黄15克，当归、芍药、生姜各9克，川芎6克，甘草、肉桂各3克。

【用法】上药水煎服。

【功效】散寒止痛，养血补虚。

【主治】产后身体虚羸，腹中绞痛，自汗出。

当归羊肉汤

【组成】黄芪6克，人参、当归各5克，生姜3克，羊肉100克。

【用法】上药水煎服。

【功效】祛寒止痛，补益气血。

【主治】褥劳。

升阳举经汤

【组成】黄芪4.5克，炙甘草1.5克，人参、陈皮、升麻、柴胡、白术各0.9克，当归0.6克，白芍、黑栀子、生姜、大枣各适量。

【用法】上药水煎服。

【功效】和营清火，升阳补气。

【主治】劳伤脾弱，气虚不能摄血之崩漏，并见身热、自汗、短气、倦怠、懒食等。

神造汤

【组成】蟹爪30克，生甘草9克，阿胶（烊化）12克。

【用法】上药水煎，顿服。

【功效】破胞堕胎，除宿血而下死胎。

【主治】胎死腹中不下。

独圣散

【组成】山楂60克。

【用法】水煎，加童便、砂糖服。

【功效】去胞中瘀血。

【主治】产后心腹绞痛。

猪蹄汤

【组成】猪蹄1只，通草150克。

【用法】上药水煎服。

【功效】通经下乳。

【主治】产后乳少。

二十一、幼科之剂

保赤丹

保赤丹中巴豆霜，朱砂神曲胆星尝；
小儿急慢惊风发，每服三丸自不妨。

《古今医方集成》

【组成】巴豆霜9克，朱砂、胆南星各30克，神曲45克。

【用法】上药各研细末，用神曲糊丸，如绿豆大，朱砂为衣；每次2～3粒，开水调化送下。

【功效】化痰镇惊，清热导滞。

【主治】小儿急慢惊风，及胎火内热积滞，停食停乳引起痰涎壅盛，身烧面赤，肚腹胀满，烦躁不安，大便秘结等。

【药理分析】痰涎壅盛，内热积滞为本方主证。方中巴豆霜荡涤积滞，祛痰开结。胆南星祛风化痰定惊，神曲健胃消食化滞，朱砂镇静安神。

抱龙丸

抱龙星麝竺雄黄，加入辰砂痰热尝；
琥珀抱龙星草枳，苓淮参竺箔朱香；
牛黄抱龙星辰蝎，苓竺腰黄珀麝僵；
明眼三方凭选择，急惊风发保平康。

《卫生宝鉴》（罗谦甫）

【组成】胆南星120克，麝香3克，天竺黄30克，雄黄、辰砂各15克。

【用法】上药各研细末，煮甘草膏和丸，如皂角子大，朱砂为衣。每次1丸，薄荷汤送下。

【功效】镇惊安神，清热化痰。

【主治】急惊，痰厥，高热抽搐。

【药理分析】痰热内蕴为本方主证。方中胆南星祛风痰，镇痉。天竺黄清化热痰，雄黄祛痰解毒；麝香开窍；辰砂安神。薄荷清利头目。甘草调和诸药。诸药合用，功效卓著。

八 珍 糕

八珍糕与小儿宜，参术苓陈豆薏苡；
淮药芡莲糯粳米，健脾益胃又何疑。

【组成】党参90克，白术60克，茯苓、扁豆、薏苡仁、山药、芡实、莲子各180克，陈皮45克，糯米、粳米各150克。

【用法】共研细粉，加砂糖300克，蒸制成膏，开水冲调，或作茶点吃。

【功效】补虚健脾。

【主治】小儿脾胃虚弱。症见消化不良，形瘦色黄，腹膨便溏。

【药理分析】脾胃虚弱为本方主证。方中党参健脾益胃；白术、茯苓、扁豆、薏苡仁健脾利湿；山药、芡实、莲子健脾止泻；糯米、粳米健脾强胃。

回 春 散

回春丹用附雄黄，冰麝羌防蛇蝎襄；
朱贝竺黄天胆共，犀黄蚕草钩藤良。

《验方》

【组成】白附子、雄黄、羌活、防风、全蝎、朱砂、天麻、僵蚕各9克，冰片、麝香各4.5克，蛇含石24克，川贝母、天竺黄各30克，犀牛黄3克，胆南星60克，钩藤适量。

【用法】各研细末。再用甘草30克，钩藤60克，水煎，和蜜为丸，如花椒大，晒干后蜡封。1～3岁服2粒，3～5岁服3粒，6～9岁服4粒，每日3次，7日为1个疗程，重者隔5日再服第2个疗程。钩藤、薄荷煎汤送下；周岁以内小儿，可用1粒化开，搽其母乳头上吮下。

【功效】镇惊息风，清热安神，化痰开窍。

【主治】急慢惊风、抽搐、瘛疭、伤寒邪热、斑疹烦躁、痰喘气急、五痫痰厥等证。

【药理分析】风痰壅盛为本方主证。方中白附子、胆南星祛风痰，镇痉；天麻、全蝎、僵蚕、钩藤平肝息风，镇痉化痰；犀牛黄开窍豁痰，息风定惊，清热解毒；朱砂、蛇含石镇惊安神；冰片、麝香清热通窍；川贝母、天竺黄清热化痰；雄黄解毒杀虫，燥湿祛痰；羌活、防风散风解痉。诸药合用，功效卓著。

肥儿丸

肥儿丸用术参甘，麦曲荟苓查二连；
更合使君研细末，为丸儿服自安然；
验方别用内金朴，苓术青陈豆麦联；
槟曲蟾虫连楂合，砂仁加入积消痊。

《医宗金鉴》

【组成】人参、芦荟各7.5克，白术、胡黄连各15克，黄连6克，茯苓9克，麦芽、神曲、山楂肉各10.5克，炙甘草4.5克，使君子12克。

【用法】上药共研为末，黄米糊为丸，黍米大，每次20～30丸，米汤化下。现改炼蜜为丸，每丸3克，每服1～2丸。

【功效】健脾清热，杀虫消积。

【主治】脾疳。症见面黄消

瘦，身热，困倦嗜卧，心下痞硬，乳食懒进，好食泥土，肚腹坚硬疼痛，头大颈细，有时吐泻烦渴，大便腥黏等。

【药理分析】脾虚虫疳为本方主证。方中使君子、芦荟驱虫消积。黄连苦寒清热下蛔，除湿消疳。人参、白术、甘草、茯苓补脾，山楂、麦芽、神曲消积导滞。

附方

牛黄抱龙丸

【组成】牛黄1.5克，胆南星30克，辰砂、全蝎各4.5克，茯苓15克，天竺黄16.5克，腰黄（即好的雄黄）、琥珀各7.5克，麝香0.6克，僵蚕9克。

【用法】各研细末，将胆南星烊化和药末为丸，每丸1.2克，金箔为衣；每次1～2丸，钩藤汤送下。

【功效】化痰开窍，镇惊息风。

【主治】同抱龙丸。

琥珀抱龙丸

【组成】琥珀、人参、天竺黄、茯苓、檀香各45克，生甘草90克，枳壳、枳实、胆南星各30克，朱砂15克，山药500克。

【用法】各研细末，和丸如芡实大，金箔为衣；每次1～2丸，百日内小儿服半丸，薄荷汤下。

【功效】镇惊安神，清化热痰，兼以扶正。

验方肥儿丸

【组成】鸡内金、厚朴、茯苓各120克，炒白术180克，青皮、陈皮各60克，炒扁豆、炒麦冬、炒山楂各240克，槟榔45克，干蟾11只，六神曲360克，五谷虫、胡黄连、砂仁各90克。

【用法】上药共研细末，蜜和作丸，每丸7.5克，每次1丸，米汤送下。

【功效】杀虫消积。

【主治】脾疳。

二十二、便用杂方

骨灰固齿散

骨灰固齿猪羊骨，腊月腌成煅碾之；
骨能补骨咸补肾，坚牙健啖老尤奇。

【组成】腊月腌制的猪骨或羊骨。

【用法】上药火煅，研极细末，每晨用牙刷蘸药末擦牙。

【功效】使牙洁亮，坚固牙齿。

【主治】年老脱齿。

【药理分析】年老肾衰齿不固为本方主证。猪骨或羊骨均能补肾，强筋骨，固齿，治牙齿疏活疼痛。用盐腌制引药入肾。

望梅丸

望梅丸用盐梅肉，苏叶薄荷与柿霜；
茶末麦冬糖共捣，旅行费服胜琼浆。

《医方集解》

【组成】盐制乌梅肉120克，紫苏叶15克，薄荷叶、柿饼霜、细茶叶、麦冬各30克。

砂糖120克，共捣作丸如芡实大。每用1丸，含口中。

【功效】提神，生津止渴。

【主治】旅行中口渴。

【药理分析】耗失津液，失于濡润为本方主证。方中梅肉生津止渴。紫苏发汗解热，理气宽胸；薄荷清利咽喉；柿霜甘凉，能清热润燥；茶叶清头目，除烦渴；麦冬滋阴润燥。

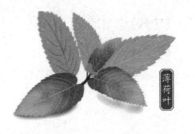

薄荷叶

【用法】上药共研极细末，加

软 脚 散

软脚散中芎芷防，细辛四味碾如霜；
轻撒鞋中行远道，足无箴疱汗皆香。

【组成】川芎、细辛各7.5克，白芷、防风各15克。

【用法】上药共研极细末，撒少许于鞋袜内。

【功效】止痛除臭，活血舒筋，并能润滑。

【主治】长途跋涉足底生疱，脚臭。

【药理分析】远行足部疲劳为本方主证。方中川芎行气活血。细辛、白芷、防风散风胜湿，解痉止痛。诸药合用，功效卓著。

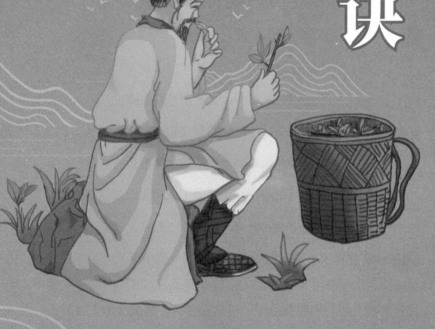

经络歌诀

第二篇 经络歌诀

一、十二经脉歌

手太阳小肠经歌

手太阳经小肠脉，小指之端起少泽；

循手上腕出踝内，上臂骨出肘内侧；

两筋之间臑后廉，出肩解而绕肩胛；

交肩之上入缺盆，直络心中循嗌咽；

下膈抵胃属小肠，支从缺盆上颈颊；

至目锐眦入耳中，支者别颊斜上颐；

抵鼻至于目内眦，络颧交足太阳接；

嗌痛颔肿头难回，肩似拔兮臑似折；

耳聋目黄肿颊间，是所生病为主液；

颈颔肩臑肘臂痛，此经少气而多血。

【歌诀释义】手太阳小肠经起源于小指外侧少泽穴，沿手掌外侧，上行至腕部，出尺骨小头处，直上沿尺骨下缘，出肘部内侧与肱骨内上髁和尺骨鹰嘴之间，经臂臑后缘，出肩后骨缝，绕肩胛部，交肩上，至大椎穴与诸阳经相会，向前进入缺盆，络于心脏，沿食管，过膈肌，到胃，入属于小肠。另有支脉，从缺盆沿颈部上行，上面颊，到眼外角，弯向后入耳中。另有一支脉从颊部分出至目眶下，上向颧骨，靠鼻旁至内眼角，与足太阳膀胱经衔接。

本经多血少气。若经气有了病变，则咽喉疼痛，颌肿，颈不得回顾，肩部痛如人牵拉，上臂痛像折断样。本经所属腧穴主治津液方面病变。如津液不足，耳聋，眼睛昏黄，面颊肿，颈部、颔下、肩胛、上臂、前臂的外侧后缘疼痛。

手太阴肺经歌

手太阴肺中焦起，下络大肠胃口行；

上膈属肺从肺系，横从腋下膈内萦；

前于心与心包脉，下肘循臂骨上廉；

遂入寸口上鱼际，大指内侧爪甲根；

支络还从腕后出，接次指交阳明经；

此经多气而少血，是动则为喘满咳；

膨膨肺胀缺盆痛，两手交瞀为臂厥；

肺所主病咳上气，喘渴烦心胸满结；

臑臂之内前廉痛，为厥或为掌中热；

肩背痛是气有余，小便数欠或汗出；

气虚亦痛溺色变，少气不足以报息。

【歌诀释义】手太阴肺经起始于中焦上腹腔部，向下行于大肠，再绕回胃的上口，继续向上，穿过膈膜，属于肺脏，沿肺上行，斜出横行经腋下，沿上臂内侧，在手少阴心经和手厥阴心包经的前面，一直下行到肘内，而后继续沿着臂内侧行到掌后高骨下面，入于寸口，经过鱼际，到大拇指内侧，停止于爪甲的根部。另一支脉络从掌后高骨处，走出手腕的后面，直达示指末端，接手阳明大肠经。

此经多气而少血，经气有了病变，就会出现肺部胀满，咳嗽、缺盆疼痛。严重时，可见到患者两手交捧紧按于胸前，感到心中烦闷，视觉模糊不清，也可出现前臂部厥冷，麻木疼痛等。

此经所属腧穴，以肺脏发生的病证为主。如咳逆上气，喘促口渴，心胸烦闷，上臂、前臂内侧前缘疼痛，或手足厥冷、掌中心发热等。

若邪气盛而有余，便会出现肩背疼痛，小便频数而量少。如汗出而恶风寒，是被风邪所伤。如果气虚不足，也会发生肩背疼痛而恶寒，气少而短促低微，也可导致小便少而色深。

手少阳三焦经歌

手少阳经三焦脉，起手小指次指间；

循腕出臂之两骨，贯肘循臑外上肩；

交出足少阳之后，入缺盆布膻中传；

散络心包而下膈，循属三焦表里联；

支从膻中缺盆出，上项出耳上角巅；

以屈下颊而至䪼，支从耳后入耳缘；

出走耳前交两颊，至目锐眦胆经连；

是经少血还多气，耳聋嗌肿及喉痹；

气所生病汗出多，颊肿痛及目锐眦；

耳后肩臑肘臂外，皆痛废及小次指。

【歌诀释义】手少阳三焦经起始于无名指外端，沿着手背，出于前臂伸侧两骨间，过肘部，沿上臂外侧，至肩部，交出足少阳经后面，进入缺盆，分散于膻中，散络于心包，过膈肌，到腹中，泛属上、中、下三焦。支脉从膻中上行，出缺盆，上向颈旁，沿耳后直上至耳上角，弯向下行，经颊部至目眶下。另一支脉从耳后进入耳中，出耳前，在颊部与前支脉相接，至外眼角接足少阳胆经。

本经少血多气。若有了病变，则发生耳聋，咽肿，或喉痹等症。本经所属腧穴能治疗有关气方面的病证，如自汗出，眼外角痛，面颊肿，耳后、肩部、上臂、肘弯、前臂外侧诸痛，小指次指不能自主活动。

手少阴心经歌

手少阴心起心经，下膈直络小肠承；

支者挟咽系目系，直者心系上肺腾；

下腋循臑后廉出，太阴心主之后行；

下肘循臂抵掌后，锐骨之端小指停；

此经少血而多气，是动咽干心痛应；

目黄胁痛渴欲饮，臂臑内痛掌热蒸。

【歌诀释义】手少阴心经起始于心中，穿过膈膜下行，络于小肠。另有支脉从心系上行，挟咽喉，与眼球内连于脑的络脉。直行的经脉，从心系上行至肺，再斜出腋下，沿上臂内侧后缘，经过手太阴、手厥阴经之后，下肘，沿前臂内侧后缘，下行到掌后豌豆骨进入掌内后，沿小指桡侧直至小指端，与手太阳小肠经衔接。

本经少血多气。如果有所变动，就会发生心部疼痛，咽喉干燥，口渴欲喝水。

本经所属腧穴能主治心脏病变。如果本经有病，则发生目黄、胁痛、臂臑内侧后缘疼痛，或厥冷，或掌心热痛等症。

手阳明大肠经歌

手阳明经大肠脉，次指内侧起商阳；

循指上廉出合谷，两骨两筋中间行；

循臂入肘行臑外，肩端前廉柱骨傍；

会此下入缺盆内，经肺下膈属大肠；

支从缺盆上入颈，斜贯两颊下齿当；

挟口人中交左右，上挟鼻孔尽迎香；

此经血盛气亦盛，是动齿痛颈亦肿；

是主津液病所生，目黄口干鼽衄动；

喉痹痛在肩前臑，大指次指痛不用。

【歌诀释义】 手阳明大肠经从示指爪甲根部内侧的商阳穴起始，沿着示指内侧向上缘行，穿过合谷穴（第一、第二掌骨间），从两指歧骨间，出腕侧两筋凹陷处（阳溪穴），沿着前臂行至肘外侧，经上臂外侧前，经肩穴，上肩、出肩峰部前，向上行交会于颈部大椎穴，再向前入缺盆内，络肺脏，下过膈膜，入属于大肠。另一支脉从缺盆上部走颈部，通过两颊，进入下齿龈，左右两脉在人中穴会合，交叉于鼻翼两侧的迎香穴，与足阳明胃经衔接。

此经多气多血。如有了病变，就会气血壅滞不通，导致牙齿痛，颈部肿胀。

本经归属于大肠，与肺相表里，主治津液方面的症状。如目黄、口干、鼽衄、喉痹等，这是由于大肠传导失职，内伤津液，火热郁盛而致，从而在本经经脉所过的肩部和臂膀前侧发生疼痛，大指和示指疼痛，并且不能随人所愿。

手厥阴心包经歌

手厥阴经心主标，心包下膈络三焦；

起自胸中支出胁，下腋三寸循臑迢；

太阴少阴中间走，入肘下臂两筋超；

行掌心从中指出，是动则病手心热；

　　肘臂挛急腋下肿，甚则支满在胸胁；

　　心中憺憺时大动，面赤目黄笑不歇；

　　是主脉所生病者，掌热心烦心痛掣。

　　【歌诀释义】手厥阴心包经起于胸中，浅出属于心包络，下过膈肌，络于三焦，直至腹部为止。支脉从胸中出胁下，当腋下3寸处向上行至腋下，循上臂内侧，于手太阴、手少阴之间，进入肘中，下行到前臂两筋间，进入掌心，沿中指桡侧直达指端。另有支脉从掌心沿无名指直达指端，与手少阳三焦经相接。本经少气多血。如果发生病变，则见手心发热，上臂与肘部挛急，腋下肿。病变剧烈还可见胸胁支满，心中跳动不安，面赤目黄，喜笑不休等症。

　　本经所属腧穴主治有关血脉病变。如心胸烦闷，心痛，掌心发热。

足太阳膀胱经歌

　　足太阳经膀胱脉，目内眦上额交巅；

　　支者从巅入耳角，直者从巅络脑间；

　　还出下项循肩膊，挟脊抵腰循膂旋；

　　络肾正属膀胱府；一支贯臀入腘传；

　　一支从膊别贯胛，挟脊循髀合腘行；

　　贯腨出踝循京骨，小指外侧至阴全；

　　此经少气而多血，头痛脊痛腰如折；

　　目似脱兮项似拔，腘如结兮腨如裂；

　　痔疟狂癫疾并生，衄䶩目黄而泪出；

　　囟项眦腰尻腘踹，病若动时皆痛彻。

　　【歌诀释义】足太阳膀胱经起始于内眼角，沿额上行至于头顶。支脉从头顶下行至耳上角。直脉从巅顶入络于脑，还出后项下，沿肩胛，下

抵腰部，经腰脊，入络肾脏，属膀胱。另一支脉从肩髆处，穿过肩胛，挟背脊下行，经股外侧的髀枢，继续下行，与另一支脉会于中，然后又下行穿过腿肚，出足踝外后方，循京骨穴，达小趾外侧尖端的至阴穴，与足少阴肾经相接。

本经少气多血。如果本经产生病变，则头重痛，眼睛似脱出感，颈项如被人牵拉，背脊痛，腰痛如折，股关节不能弯曲，腘窝屈伸不利，腓肠肌有撕裂痛感。

本经所属腧穴主治筋方面病变，如痔，疟疾，躁狂、癫痫，头囟后项痛，眼睛昏黄，流泪，鼻塞、多涕或出血，后项，背腰部，骶尾部、膝弯、腓肠肌、足跟等处疼痛，小趾不能随意活动。

足太阴脾经歌

太阴脾起足大指，循指内侧白肉际；

过核骨后内踝前，上腨循胫膝股里；

股内前廉入腹中，属脾络胃上膈通；

挟咽连舌散舌下，支者从胃注心宫；

气经血少而气壮，是动即病舌本强；

食则呕出胃脘痛，心中善噫而腹胀；

得后与气快然衰，脾病身重不能摇；

瘕泄水闭及黄疸，烦心心痛食难消；

强立股膝内多肿，不能卧因胃不和。

【歌诀释义】足太阴脾经起始于大趾端，沿大趾内侧赤白肉际，经大趾内侧赤白肉际，经核骨，上行内踝前面，沿胫骨后侧，交足厥阴肝经之前，直入腹中，入属脾脏，上穿膈膜，上膝股内前缘，沿乳外侧上至周荣穴，折返下行至大包穴，又回头上行，挟咽喉，连舌根，散于舌下。另有一支脉，从胃部上过膈膜，注于心中，与手少阴心经相接。

本经多气少血。如果经气有了病变，便会舌根强硬，食入则呕吐，胃脘痛、嗳气、腹胀，排气后感到轻松。

本经属腧穴主治脾虚经气不利的病症。如舌根痛，身体不能活动，饮食难消化，津液不能荣养筋脉，于是肢体关节不能动摇。若脾虚有寒，便发生大便泄泻，或水气停闭而肿胀。若湿郁太盛，也能发生黄疸。

足少阳胆经歌

足少阳脉胆之经，起于两目锐眦边；

上抵头角下耳后，循颈行手少阳前；

至肩却出少阳后，入缺盆中支者分；

耳后入耳耳前走，支别锐眦下大迎；

合手少阳抵于䪼，下加颊车下颈连；

复合缺盆下胸膈，络肝属胆表里萦；

循胁里向气街出，绕毛际入髀厌横；

直者从缺盆下腋，循胸季胁过章门；

下合髀厌髀阳外，出膝外廉外辅缘；

下抵绝骨出外踝，循跗入小次指间；

支者别跗入大指，循指歧骨出其端；

此经多气而少血，是动口苦善太息；

心胁痛疼转侧难，足热面尘体无泽；

头痛颔痛锐眦痛，缺盆肿痛亦肿胁；

马刀侠瘿颈腋生，汗出振寒多疟疾；

胸胁髀膝胫绝骨，外踝皆痛及诸节。

【歌诀释义】足少阳胆经起始于眼外角，上行至额角，下行到耳后，沿颈旁，行手少阳三焦经之前，下入缺盆。支脉从耳后进入耳中，出耳前，至眼外角。另一支脉从眼外角，下向大迎，与手少阳三焦经至眼下，再下行经过颊车穴，至颈部与前入缺盆的支脉相会。由此下行胸中，过膈肌，络于肝，属于胆，再循胁里下行出少腹气冲穴，环绕阴毛，横行入髀枢。直行脉从缺盆下走腋前，沿胸部，过季胁下行，过足厥阴肝经章门穴，继向后下方，沿骶骨而下，与前入髀枢的支脉相合，再沿股外侧，经膝外侧，下向腓骨头前，直下至腓骨下段，下出外踝之前，沿足背进入第四趾外端。在足跗处又分出一条支脉，下行入大趾端，返回穿过趾甲，与足厥阴肝经相接。

本经多气少血。发生病变，则口苦，好叹气，胸胁痛不能转侧，甚则面色晦暗，身体无润泽，小腿外侧发热等。

本经所属腧穴主治骨方面的病证。如头痛、下颌痛、眼外角痛、缺盆中肿，胁下肿，以及胸胁、髀枢、膝、胫骨外侧的绝骨、足外踝等处疼痛。如阳气有余就会汗出，阳气逆于下就会振寒。

足少阴肾经歌

足肾经脉属少阴，斜从小指趋足心；

出于然骨循内踝，入跟上腨腘内寻；

上股后廉直贯脊，属肾下络膀胱深；

直者从肾贯肝膈，入肺挟舌循喉咙；

支者从肺络心上，注于胸交手厥阴；

此经多气而少血，是动病饥不欲食；

咳唾有血喝喝喘，目𥆧心悬坐起䀳；

善恐如人将捕之，咽肿舌干兼口热；

上气心痛或心烦，黄疸肠澼及痿厥；

脊股后廉之内痛，嗜卧足下热痛彻。

【歌诀释义】足少阴肾经起于足小趾下端，斜向足底心，出足内踝骨下凹陷中，进入足跟，上行于腿内侧，出腘窝内侧，经大腿内后侧，穿过脊内，入属肾脏，络于膀胱。直行脉众肾向上，穿肺膜入肺中，沿喉咙、挟舌根。支脉从肺部绕络心脏，流注于胸中，与手厥阴心经相接。

本经多气少血，如出病变，就会出现肾气不能上交于心，感觉饥饿，但不要吃饮食，肾气不能上交于肺，便会发生咳嗽、唾中有血，或者气促、气喘。肾中精气不能上升，便会视物不清，心如悬在空间一样，坐立不安，易发生恐惧，被人抓捕的幻象。

本经所属腧穴，主治有关肾脏的疾病。如肾阴不足，虚火上炎，便会有咽喉肿痛，舌干、口中热，心烦痛，黄疸，腹泻，心痛，脊柱、大腿内侧后面痛，痿软、厥冷、足心热痛等。

足阳明胃经歌

足阳明胃鼻遏起，下循鼻外入上齿；

环唇挟口交承浆，颐后大迎颊车里；

耳前发际至额颅，支循喉咙缺盆入；

下膈属胃络脾宫，直者下乳夹脐中；

支起胃口循腹里，下行直合气街逢；

逐由髀关下膝膑，循胫足跗中指通；

支从中指入大指，厉兑之穴经尽矣；

此经多气复多血，振寒伸欠面颜黑；

病至恶见火与人，忌闻木声心惕惕；

闭户塞牖欲独处，甚则登高弃衣走；

贲向腹胀为骭厥，狂疟温淫及汗出；

鼽衄口喎并唇胗，颈肿喉痹腹水肿；

气盛热在身以前，有余消谷溺黄甚；

不足身以前皆寒，胃中寒而腹胀壅。

【歌诀释义】 足阳明胃经起于鼻梁凹陷处，与手阳明经的迎香穴衔接，沿鼻翼外缘下行入上齿龈，回出环绕口唇，于承浆穴交叉，而后沿额下向后经大迎、颊车穴，行入耳前，沿发际到额颅。另一支脉在大迎穴前下走，沿喉咙入缺盆，下膈膜，入属胃，络于脾。直行的脉，从缺盆向下，经乳部，向下夹脐两旁，进入少腹气街穴。另一支脉从胃口向下，沿腹里下行，与本经气街穴相合，继之下行，由髀关、伏兔穴，经膝髌中，沿胫骨外侧，下行足背，进入中趾内侧趾缝，出次趾末端的厉兑穴。又一支脉从足面冲阳穴别走入大趾内侧，直出大趾下端，与足太阴经衔接。

本经多气多血，如有变动，则发生振寒、呻吟、呵欠、面部颜色发黑等症状。若病气至经脉，就厌恶他人和火光，听到木器响声就发生惊惕；因此患者欲独自关闭门户居住室内。严重时则可登高而歌，弃衣乱跑，胸膈部响，腹部胀满。此时可发为小腿部气血阻逆，如厥冷、麻木、疼痛等症。

本经腧穴可主治血分病证。如本经阳气有余，热邪盛则发狂，可出现躁狂、疟疾、温热病，自汗出，鼻塞流涕或出血，唇生疱疹、颈部肿，喉咙痛，大腹水肿，膝关节肿痛；沿着胸前、乳部、气街、腹股沟部、大腿前、小腿外侧、足背上均痛，足中趾不能动。

本经气盛时，身体的前部皆热。如胃气有余，就可消谷善饥，小便发黄。本经气虚不足，则身体前部畏寒。胃中虚寒，就会脘腹胀满。

足厥阴肝经歌

足厥阴肝脉所终，大指之端毛际丛；

循足跗上上内踝，出太阴后入腘中；

循股入毛绕阴器，上抵小腹挟胃通；

属肝络胆上贯膈，布于胁肋循喉咙；

上入颃颡连目系，出额会督顶巅逢；

支者后从目系出，下行颊里交环唇；

支者从肝别贯膈，上注于肺乃交宫；

是经血多而气少，腰痛俯仰难为工；

妇少腹肿男溃疝，嗌干脱色面尘蒙；

胸满呕逆及飨泄，狐疝遗尿或闭癃。

【歌诀释义】足厥阴肝经为十二经脉之末，起始于足大趾背生毛处，沿足背上行至足内踝上八寸处，交出足太阴脾经之后，沿大腿内侧，入阴毛中，下行环绕阴部，上行抵少腹，上挟胃，属于肝，络于胆，继贯膈肌上行，分布于胁肋部，沿气管之后，向上进入颃颡，连接目系，出额上行与督脉会于百会穴。支脉从目系下行颊里，环绕唇内。另一支脉从肝分出，过膈肌，上注于肺，下行于中焦，与手太阴肺经相接。

本经多血少气，如果有病变，便会发生腰痛，不能俯仰。妇女则可见少腹部肿胀，男子则为疝。如相火上炎，就会发生咽喉干燥，面色不泽。

本经属肝，主治肝脏病证，如肝气厥逆，胸满呕逆、飨泄、遗尿、狐疝等。

二、奇经八脉歌

冲脉歌

冲起气街并少阴，夹脐上行胸中至；

冲为五脏六腑海，五脏六腑所禀气；

上渗诸阳灌诸精，从下冲上取兹义；

亦有并肾下冲者，注少阴络气街出；

阴股内廉入腘中，伏行形骨内踝际；

下渗三阴灌诸络，以温肌肉至跗指。

【歌诀释义】冲脉起于足阳明胃经气冲穴，与少阴肾经并行，循腹挟脐上至胸中而分散。冲脉为五脏六腑之海，五脏六腑之气皆禀受于冲脉的濡养。其上行者，出于颃颡，渗灌精血于诸阳经。因本脉从下冲上而行，故称冲脉。然而也有下冲注于足少阴肾经的大络，出于气冲部分，沿大腿内侧下行，入腘窝中，伏行于小腿深部胫骨内侧，至足内踝之后的跟骨上缘而分出两支，与足少阴经并行，将精气灌注于足三阴经，所以本脉温肌肉下至足背大趾间。冲脉有病，则气逆上冲，腹中急痛。

任脉歌

任脉起于中极底，以上毛际循腹里；

上于关元至咽喉，上颐循面入目是。

【歌诀释义】任脉起于中极下的会阴部，向上至阴毛处，沿腹里，上出关元穴，向上行至咽喉部，再上行至下颌，口旁，沿面部上至目下。任脉有病，则男子发为七疝（即寒疝、水疝、筋疝、血疝、气疝、狐疝、癫疝），女子则为瘕聚、带下。

跻脉歌

跻乃少阴之别脉，起于然骨至内踝；

直上阴股入阴间，上循胸入缺盆过；

出人迎前入顺眦，合于太阳阳跻和；

此皆灵素说奇经，带及二维未说破。

【歌诀释义】阴跷脉是足少阴胃经的别脉，起于足跟，循足内踝直上，经股入阴间，循腹、胸上入缺盆，出于颈动脉之前，再入颧部到眼内角。

阳跷脉起于足跟足太阳膀胱经申脉穴，循足外踝上经腓骨后缘，上行大腿外侧，继续上行胁后，从腋缝后入肩部，循颈，上行入口角，上至眼内角与阴跷脉会合，再沿足太阳膀胱经上至额部，经足少阳胆经至足阳明胃经的风池穴终止。

督脉歌

督起小腹骨中央，入系廷孔络阴器；

合篡至后别绕臀，与巨阳络少阴比；

上股贯脊属肾行，上同太阳起内眦；

上额交巅络脑间，下项循肩仍夹脊；

抵腰络肾循男茎，下篡亦与女子类；

又从少腹贯脐中，贯心入喉颐及唇；

上系目下中央际，此为并任亦同冲；

大抵三脉同一本，灵素言之每错综；

督病少腹冲心痛，不得前后冲疝攻；

其在女子为不孕，嗌干遗溺及痔癃；

任病男疝女瘕带，冲病里急气逆冲。

【歌诀释义】督脉起始于小腹部骨盆的中央，在女子入内联阴部，廷孔外端，男子则络阴器，合于前后阴相交处的篡间。另分出一络脉，绕臀部，在足太阳膀胱经与足少阴肾经相合处相会，一同上行经股贯脊，入属于肾。本脉上端与足太阳膀胱经相同，起于目内眦，上行至额，交会于巅顶，入络于脑，再下行经项部，下肩背夹脊下行抵达腰中，入络于肾。在男子则循阴茎，下至会阴部，与女子相同。督脉原虽起少腹下，一支向下至篡间，另一支则从少腹直上，贯脐中央，再上贯心中，入咽喉、面部及唇内，上系两眼中央。这一支与任脉并行，也与冲脉同行。

督脉有病变时，则为气从少腹上冲心中痛，前后二阴不通，二便不行，名为冲疝。女子督脉有病，则不得受孕。其余嗌干、遗尿或癃闭，以及痔疮等，男女皆同。

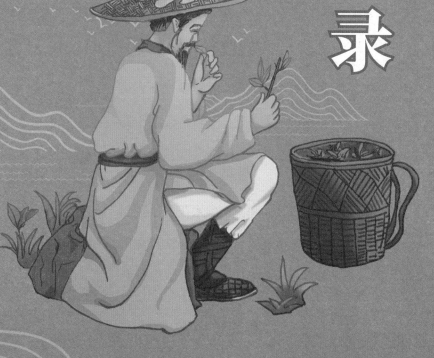

歌诀总录

第三篇　歌诀总录

一、补益之剂

补肺阿胶散

补肺阿胶马兜铃，黍粘甘草杏糯停；

肺虚火盛人当服，顺气生津嗽哽宁。

黄芪鳖甲散

黄芪鳖甲地骨皮，芫菀参苓柴半知；

地黄芍药天冬桂，甘桔桑皮劳热宜。

四君子汤

四君子汤中和义，参术茯苓甘草比；

益以夏陈名六君，祛痰补气阳虚饵；

除却半夏名异功，或加香砂胃寒使。

秦艽鳖甲散

秦艽鳖甲治风劳，地骨柴胡及青蒿；

当归知母乌梅合，止嗽除蒸敛汗高。

秦艽扶羸汤

秦艽扶羸鳖甲柴，地骨当归紫菀偕；

半夏人参兼炙草，肺劳蒸嗽服之谐。

升阳益胃汤

升阳益胃参术芪，黄连半夏草陈皮；

苓泻防风羌独活，柴胡白芍姜枣随。

百合固金汤

百合固金二地黄，玄参贝母桔甘藏；

麦冬芍药当归配，喘咳痰血肺家伤。

小建中汤

小建中汤芍药多，桂姜甘草大枣和；

更加饴糖补中脏，虚劳腹冷服之瘥；

增入黄芪名亦尔，表虚身痛效无过；

又有建中十四味，阴斑劳损起沉疴；

十全大补加附子，麦夏苁蓉仔细哦。

紫菀汤

紫菀汤中知贝母，参茯五味阿胶偶；

再加甘桔治肺伤，咳血吐痰劳热久。

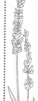

益气聪明汤

益气聪明汤蔓荆，升葛参芪黄柏并；

再加芍药炙甘草，耳聋目障服之清。

龟鹿二仙胶

龟鹿二仙最守真，补人三宝气精神；

人参枸杞和龟鹿，益寿延年实可珍。

还少丹

还少温调脾肾寒，茱淮苓地杜牛餐；

苁蓉楮实茴巴枸，远志菖蒲味枣丸。

独参汤

独参功擅得嘉名，血脱脉微可返生；

一味人参浓取汁，应知专任力方宏。

右归饮

右归饮治命门衰，附桂山萸杜仲施；

地草淮山枸杞子，便溏阳痿服之宜；

左归饮主真阴弱，附桂当除易龟麦。

河车大造丸

河车大造膝苁蓉，二地天冬杜柏从；

五味锁阳归杞子，真元虚弱此方宗。

金匮肾气丸

金匮肾气治肾虚，熟地淮药及山萸；

丹皮苓泽加附桂，引火归原热下趋；

济生加入车牛膝，二便通调肿胀除；

钱氏六味去附桂，专治阴虚火有余；

六味再加五味麦，八仙都气治相殊；

更有知柏与杞菊，归芍参麦各分途。

虎潜丸

虎潜脚痿是神方，虎胫膝陈地锁阳；

龟板姜归知柏芍，再加羊肉捣丸尝。

保元汤

保元补益总偏温，桂草参芪四味存；

男妇虚劳幼科痘，持纲三气妙难言。

当归补血汤

当归补血有奇功，归少芪多力最雄；

更有芪防同白术，别名止汗玉屏风。

补心丹

补心丹用柏枣仁，二冬生地与归身；

三参桔梗朱砂味，远志茯苓共养神；

或以菖蒲列五味，劳心思虑过耗真。

七宝美髯丹

七宝美髯何首乌，菟丝牛膝茯苓俱；

骨脂枸杞当归合，专益肾肝精血虚。

斑龙丸

斑龙丸用鹿胶霜，苓柏菟脂熟地黄；

等分为丸酒化服，玉龙关下补元阳。

二、发表之剂

葛根汤

葛根汤内麻黄襄，二味加入桂枝汤；

轻可去实因无汗，有汗加葛无麻黄。

再造散

再造散用参芪甘，桂附羌防芎芍参；

细辛加枣煨姜煎，阳虚无汗法当谙。

大青龙汤

大青龙汤桂麻黄，杏草石膏姜枣藏；

太阳无汗兼烦躁，风寒两解此为良。

小青龙汤

小青龙汤治水气，喘咳呕哕渴利慰；

姜桂麻黄芍药甘，细辛半夏兼五味。

人参败毒散

人参败毒茯苓草，枳桔柴前羌独芎；

薄荷少许姜三片，四时感冒有奇功；

去参名为败毒散，加入消风治亦同。

麻黄汤

麻黄汤中用桂枝，杏仁甘草四般施；

发热恶寒头项痛，无汗而喘服之宜。

麻黄附子细辛汤

麻黄附子细辛汤，发表温经两法彰；

若非表里相兼治，少阴反热曷能康。

九味羌活汤

九味羌活用防风，细辛苍芷与川芎；

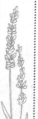

黄芩生地同甘草，三阳解表益姜葱；

阴虚气弱人禁用，加减临时在变通。

桂枝汤

桂枝汤治太阳风，芍药甘草姜枣同；

桂麻相合名各半，太阳如疟此为功。

升麻葛根汤

升麻葛根汤钱氏，再加芍药甘草是；

阳明发热与头痛，无汗恶寒均堪倚；

亦治时疫与阳斑，痘疹已出慎勿使。

十神汤

十神汤里葛升麻，陈草芎苏白芷加；

麻黄赤芍兼香附，时邪感冒效堪夸。

麻黄人参芍药汤

麻黄人参芍药汤，桂枝五味麦冬襄；

归芪甘草汗兼补，虚人外感服之康。

神术散

神术散用甘草苍，细辛藁本芎芷羌；

各走一经祛风湿，风寒泄泻总堪尝；

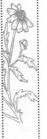

太无神术即平胃，加入菖蒲与藿香；

海藏神术苍防草，太阳无汗代麻黄；

若以白术易苍术，太阳有汗此为良。

神白散

神白散用白芷甘，姜葱淡豉与相参；

肘后单煎葱白豉，两方均能散风寒。

华盖散

华盖麻黄杏橘红，桑皮苓草紫苏供；

三拗只用麻甘杏，表散风寒力量雄。

桑菊饮

桑菊饮中桔梗翘，杏仁甘草薄荷饶；

芦根为引轻清剂，热盛阳明入母膏。

竹叶柳蒡汤

竹叶柳蒡干葛知，蝉衣荆芥薄荷司；

石膏粳米参甘麦，初起风痧此可施。

防风解毒汤

防风解毒荆薄荷，大力石膏竹叶和；

甘桔连翘知木枳，风温痧疹肺经多。

银翘散

银翘散主上焦医，竹叶荆牛薄荷豉；

甘桔芦根凉解法，风温初感此方宜；

咳加杏贝渴花粉，热甚栀芩次第施。

三、攻里之剂

调胃承气汤

调胃承气硝黄草，甘缓微和将胃保；

不用朴实伤上焦，中焦燥实服之好。

温脾汤

温脾附子与干姜，甘草当归硝大黄；

寒热并行治寒积，脐腹绞结痛非常。

木香槟榔丸

木香槟榔青陈皮，枳柏茱连棱术随；

大黄黑丑兼香附，芒硝水丸量服之；

一切实积能推荡，泻痢食疟用咸宜。

大承气汤

大承气汤用芒硝，枳实厚朴大黄饶；

救阴泻热功偏擅，急下阳明有数条。

小承气汤

小承气汤朴实黄，谵狂痞硬上焦强；

益以羌活名三化，中风闭实可消详。

枳实导滞丸

枳实导滞首大黄，芩连曲术茯苓襄；

泽泻蒸饼糊丸服，湿热积滞力能攘；

若还后重兼气滞，木香导滞加槟榔。

蜜煎导法

蜜煎导法通大便，或将猪胆灌肛中；

不欲苦寒伤胃腑，阳明无热勿轻攻。

香连丸

香连治痢习为常，初起宜通勿遽尝；

别有白头翁可恃，秦皮连柏苦寒方。

更衣丸

更衣利便治津干，芦荟朱砂滴酒丸；

脾约别行麻杏芍，大黄枳朴蜜和团。

芍药汤

芍药芩连与锦纹，桂甘槟木及归身；

别名导气除甘桂，枳壳加之效若神。

四、涌吐之剂

稀涎散

稀涎皂角白矾班，或益藜芦微吐间；

风中痰升人眩仆，当先服此通其关；

通关散用细辛皂，吹鼻得嚏保生还。

瓜蒂散

瓜蒂散中赤小豆，或入藜芦郁金凑；

此吐实热与风痰，虚者参芦一味勾；

若吐虚烦栀子豉，剧痰乌附尖方透；

古人尚有烧盐方，一切积滞功能奏。

五、和解之剂

四逆散

四逆散里用柴胡，芍药枳实甘草须；

此是阳邪成郁逆，敛阴泄热平剂扶。

藿香正气散

藿香正气大腹苏，甘桔陈苓术朴俱；

夏曲白芷加姜枣，感伤岚瘴并能驱。

清脾饮

清脾饮用青朴柴，苓夏甘芩白术偕；

更加草果姜煎服，热多阳疟此方佳。

黄芩汤

黄芩汤用甘芍并，二阳合利枣加烹；

此方遂为治痢祖，后人加味或更名；

再加生姜与半夏，前症皆呕此能平；

单用芍药与甘草，散逆止痛能和营。

小柴胡汤

小柴胡汤和解供，半夏人参甘草从；

更用黄芩加姜枣，少阳百病此为宗。

逍遥散

逍遥散用当归芍，柴苓术草加姜薄；

散郁除蒸功最奇，调经八味丹栀着。

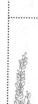

黄连汤

黄连汤内用干姜，半夏人参甘草藏；

更用桂枝兼大枣，寒热平调呕痛忘。

痛泻要方

痛泻要方陈皮芍，防风白术煎丸酌；

补泻并用理肝脾，若作食伤医更错。

六和汤

六和藿朴杏砂呈，半夏木瓜赤茯苓；

术参扁豆同甘草，姜枣煎之六气平；

或益香薷或苏叶，伤寒伤暑用须明。

奔豚汤

奔豚汤治肾中邪，气上冲胸腹痛佳；

芩芍芎归甘草半，生姜干葛李根加。

蒿芩清胆汤

俞氏蒿芩清胆汤，陈皮半夏竹茹襄；

赤芩枳壳兼碧玉，湿热轻宣此法良。

何人饮

何人饮治久虚疟，参首归陈姜枣约；

追疟青陈柴半归，首乌甘草正未弱；

若名休疟脾无虚，参甘归乌甘草酌；

四兽果梅入六君，补中兼收须量度；

更截实疟木贼煎，青朴夏榔苍术着。

达原饮

达原厚朴与常山，草果槟榔共涤痰；

更用黄芩知母入，菖蒲青草不容删。

六、表里之剂

三黄石膏汤

三黄石膏芩柏连，栀子麻黄豆豉全；

姜枣细茶煎热服，表里三焦热盛宣。

大柴胡汤

大柴胡汤用大黄，枳实芩夏白芍将；

煎加姜枣表兼里，妙法内攻并外攘；

柴胡芒硝义亦尔，仍有桂枝大黄汤。

五积散

五积散治五般积，麻黄苍芷归芍芎；

枳桔桂姜甘茯朴，陈皮半夏加姜葱；

除桂枳陈余略炒，熟料尤增温散功；

温中解表祛寒湿，散痞调经用各充。

大羌活汤

大羌活汤即九味，己独知连白术暨；

散热培阴表里和，伤寒两感痉堪慰。

葛根黄芩黄连汤

葛根黄芩黄连汤，甘草四般治二阳；

解表清里兼和胃，喘汗自利保平康。

参苏饮

参苏饮内用陈皮，枳壳前胡半夏宜；

干葛木香甘桔茯，内伤外感此方推；

参前若去芎柴入，饮号芎苏治不差；

香苏饮仅陈皮草，感伤内外亦堪施。

防风通圣散

防风通圣大黄硝，荆芥麻黄栀芍翘；

甘草芎归膏滑石，薄荷芩术力偏饶；

表里交攻阳热盛，外科疡毒总能消。

茵陈丸

茵陈丸用大黄硝，鳖甲常山巴豆邀；

杏仁栀豉蜜丸服，汗吐下兼三法超；

时气毒疠及疟痢，一丸两服量病调。

七、消补之剂

保和丸

保和神曲与山楂，苓夏陈翘菔子加；

曲糊为丸麦汤下，亦可方中用麦芽；

大安丸内加白术，消中兼补效堪夸。

参苓白术散

参苓白术扁豆陈，山药甘莲砂薏仁；

桔梗上浮兼保肺，枣汤调服益脾神。

健脾丸

健脾参术与陈皮，枳实山楂麦蘗随；

曲糊作丸米饮下，消补兼行胃弱宜；

枳术丸亦消兼补，荷叶烧饭上升奇。

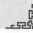

平胃散

平胃散是苍术朴，陈皮甘草四般药；

除湿散满驱瘴岚，调胃诸方从此扩；

或合二陈或五苓，硝黄麦曲均堪着；

若合小柴名柴平，煎加姜枣能除疟；

又不换金正气散，即是此方加夏藿。

枳实消痞丸

枳实消痞四君全，麦芽夏曲朴姜连；

蒸饼糊丸消积满，清热破结补虚痊。

葛花解酲汤

葛花解酲香砂仁，二苓参术蔻青陈；

神曲干姜兼泽泻，温中利湿酒伤珍。

鳖甲饮子

鳖甲饮子治疟母，甘草芪术芍芎偶；

草果槟榔厚朴增，乌梅姜枣同煎服。

八、理气之剂

乌药顺气汤

乌药顺气芎芷姜，橘红枳桔及麻黄；

僵蚕炙草姜煎服，中气厥逆此方详。

苏子降气汤

苏子降气橘半归，前胡桂朴草姜依；

下虚上盛痰嗽喘，亦有加参贵合机。

四磨汤

四磨亦治七情侵，人参乌药及槟沉；

浓磨煎服调逆气，实者枳壳易人参；

去参加入木香枳，五磨饮子白酒斟。

正气天香散

绀珠正气天香散，香附干姜苏叶陈；

乌药舒郁兼除痛，气行血活经自匀。

补中益气汤

补中益气芪术陈，升柴参草当归身；

虚劳内伤功独擅，亦治阳虚外感因；

木香苍术易白术，调中益气畅脾神。

四七汤

四七汤理七情气，半夏厚朴茯苓苏；

姜枣煎之舒郁结，痰涎呕痛尽能纾；

又有局方各四七，参桂夏草妙更殊。

定喘汤

定喘白果与麻黄，款冬半夏白皮桑；

苏杏黄芩兼甘草，肺寒膈热喘哮尝。

旋覆代赭汤

旋覆代赭用人参，半夏甘姜大枣临；

重以镇逆咸软痞，痞硬噫气力能禁。

橘皮竹茹汤

橘皮竹茹治呕呃，参甘半夏枇杷麦；

赤茯再加姜枣煎，方由金匮此加辟。

丁香柿蒂汤

丁香柿蒂人参姜，呃逆因寒中气伤。

济生香蒂仅二味，或加竹橘用皆良。

越鞠丸

越鞠丸治六般郁，气血痰火湿食因；

芎苍香附兼栀曲，气畅郁舒痛闷伸；

又六郁汤苍芎附，甘苓橘半栀砂仁。

瓜蒌薤白汤

瓜蒌薤白治胸痹，益以白酒温肺气；

加夏加朴枳桂枝，治法稍殊名亦异。

苏合香丸

苏合香丸麝息香，木丁薰陆气同芳；

犀冰白术沉香附，衣用朱砂中恶尝。

丹参饮

丹参饮里用檀砂，心胃诸痛效验赊；

百合汤中乌药佐，专除郁气不须夸。

九、理血之剂

四物汤

四物地芍与归芎，血家百病此方通；

八珍合入四君子，气血双疗功独崇；

再加黄芪与肉桂，十全大补补方雄；

十全除却芪地草，加粟煎之名胃风。

养心汤

养心汤用草芪参，二茯芎归柏子寻；

夏曲远志兼桂味，再加酸枣总宁心。

咳血方

咳血方中诃子收，瓜蒌海石山栀投；

青黛蜜丸口嚼化，咳嗽痰血服之瘳。

槐花散

槐花散用治肠风，侧柏黑荆枳壳充；

为末等分米饮下，宽肠凉血逐风功。

小蓟饮子

小蓟饮子藕蒲黄，木通滑石生地襄；

归草黑栀淡竹叶，血淋热结服之良。

当归四逆汤

当归四逆桂枝芍，细辛甘草木通着；

再加大枣治阴厥，脉细阳虚由血弱；

内有久寒加姜茱，发表温中通经脉；

不用附子及干姜，助阳过剂阴反灼。

犀角地黄汤

犀角地黄芍药丹，血升胃热火邪干；

斑黄阳毒皆堪治，或益柴芩总伐肝。

人参养荣汤

人参养营即十全，除却川芎五味联；

陈皮远志加姜枣，脾肺气血补方先。

复元活血汤

复元活血汤柴胡，花粉当归山甲入；

桃仁红花大黄草，损伤瘀血酒煎祛。

归脾汤

归脾汤用术参芪，归草茯神远志随；

酸枣木香龙眼肉，煎加姜枣益心脾；

怔忡健忘俱可却，肠风崩漏总能医。

桃仁承气汤

桃仁承气五般奇，甘草硝黄并桂枝；

热结膀胱少腹胀，如狂蓄血最相宜。

秦艽白术丸

秦艽白术丸东垣，归尾桃仁枳实攒；

地榆泽泻皂角子，糊丸血痔便艰难；

仍有苍术防风剂，润血疏风燥湿安。

四生丸

四生丸用三般叶，侧柏艾荷生地协；

等分生捣如泥煎，血热妄行止衄惬。

癫狗咬毒汤

癫狗咬毒无妙方，毒传迅速有难当；

桃仁地鳖大黄共，蜜酒浓煎连滓尝。

补阳还五汤

补阳还五赤芍芎，归尾通经佐地龙；

四两黄芪为主药，血中瘀滞用桃红。

血府逐瘀汤

血府逐瘀归地桃，红花枳壳膝芎饶；

柴胡赤芍甘桔梗，血化下行不作劳。

黑地黄丸

黑地黄丸用地黄，还同苍术味干姜；

多时便血脾虚陷，燥湿滋阴两擅长。

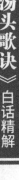

少腹逐瘀汤

少腹逐瘀芎炮姜，元胡灵脂芍茴香；

蒲黄肉桂当没药，调经止痛是良方。

黄土汤

黄土汤将远血医，胶芩地术附甘随；

更知赤豆当归散，近血服之效亦奇。

十、祛风之剂

清空膏

清空芎草柴芩连，羌防升之入顶巅；

为末茶调如膏服，正偏头痛一时蠲。

地黄饮子

地黄饮子山茱斛，麦味菖蒲远志茯；

苁蓉桂附巴戟天，少入薄荷姜枣服；

暗厥风痱能治之，虚阳归肾阴精足。

上中下通用痛风方

黄柏苍术天南星，桂枝防己及威灵；

桃仁红花龙胆草，羌芷川芎神曲停；

痛风湿热与痰血，上中下通用之听。

独活汤

独活汤中羌独防，芎归辛桂参夏菖；

茯神远志白薇草，瘛疭昏愦力能匡。

川芎茶调散

川芎茶调散荆防，辛芷薄荷甘草羌；

目昏鼻塞风攻上，正偏头痛悉能康；

方内若加僵蚕菊，菊花茶调用亦臧。

大秦艽汤

大秦艽汤羌独防，芎芷辛芩二地黄；

石膏归芍苓甘术，风邪散见可通尝。

独活寄生汤

独活寄生艽防辛，芎归地芍桂苓均；

杜仲牛膝人参草，冷风顽痹屈能伸；

若去寄生加芪续，汤名三痹古方珍。

顺风匀气散

顺风匀气术乌沉，白芷天麻苏叶参；

木瓜甘草青皮合，㖞僻偏枯口舌喑。

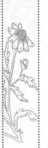

《汤头歌诀》白话精解

三生饮

三生饮用乌附星，三皆生用木香听；

加参对半扶元气，卒中痰迷服此灵。

小续命汤

小续命汤桂附芎，麻黄参芍杏防风；

黄芩防己兼甘草，六经风中此方通。

消风散

消风散内羌防荆，芎朴参苓陈草并；

僵蚕蝉蜕藿香入，为末茶调或酒行。

人参荆芥散

人参荆芥散熟地，防风柴枳芎归比；

酸枣鳖羚桂术甘，血风劳作风虚治。

小活络丹

小活络丹用二乌，地龙乳没胆星俱；

中风手足皆麻木，痰湿流连一服驱；

大活络丹多味益，恶风大症此方需。

镇肝息风汤

张氏镇肝息风汤，龙牡龟牛制亢阳；

代赭天冬元芍草，茵陈川楝麦芽襄；

痰多加用胆星好，尺脉虚浮萸地匡；

加入石膏清里热，便溏龟赭易脂良。

羚羊钩藤汤

俞氏羚羊钩藤汤，桑叶菊花鲜地黄；

芍草茯苓川贝茹，凉肝增液定风方。

资寿解语汤

资寿解语汤用羌，专需竹沥佐生姜；

防风桂附羚羊角，酸枣麻甘十味详。

十一、祛寒之剂

吴茱萸汤

吴茱萸汤人参枣，重用生姜温胃好；

阳明寒呕少阴利，厥阴头痛皆能保。

真武汤

真武汤壮肾中阳，茯苓术芍附生姜；

少阴腹痛有水气，悸眩瞤惕保安康。

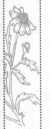

回阳救急汤

回阳救急用六君，桂附干姜五味群；

加麝三厘或胆汁，三阴寒厥见奇勋。

理中汤

理中汤主理中乡，甘草人参术黑姜；

呕利腹痛阴寒盛，或加附子总回阳。

疝气汤

疝气方用荔枝核，栀子山楂枳壳益；

再入吴茱入厥阴，长流水煎疝痛释。

益元汤

益元艾附与干姜，麦味知连参草将；

姜枣葱煎入童便，内寒外热名戴阳。

四逆汤

四逆汤中姜附草，三阴厥逆太阳沉；

或益姜葱参芍桔，通阳复脉力能任。

厚朴温中汤

厚朴温中陈草苓，干姜草蔻木香停；

煎服加姜治腹痛，虚寒胀满用皆灵。

白通加猪胆汁汤

白通加尿猪胆汁，干姜附子兼葱白；

热因寒用妙义深，阴盛格阳厥无脉。

导气汤

寒疝痛用导气汤，川楝茴香与木香；

吴茱萸以长流水，散寒通气和小肠。

橘核丸

橘核丸中川楝桂，朴实延胡藻带昆；

桃仁二木酒糊合，癫疝痛顽盐酒吞。

四神丸

四神故纸吴茱萸，肉蔻五味四般须；

大枣百枚姜八两，五更肾泻火衰扶。

半硫丸

半硫半夏与硫黄，虚冷下元便秘尝；

金液丹中硫一味，沉寒厥逆亦兴阳。

参附汤

参附汤疗汗自流，肾阳脱汗此方求；

卫阳不固须芪附，郁遏脾阳术附投。

浆水散

浆水散中用地浆，干姜附桂与良姜；

再加甘草同半夏，吐泻身凉立转阳。

天台乌药散

天台乌药木茴香，川楝槟榔巴豆姜；

再用青皮为细末，一钱酒下痛疝尝。

来复丹

来复丹用玄精石，硝石硫黄橘红着；

青皮灵脂复元阳，上盛下虚可镇宅。

黑锡丹

黑锡丹能镇肾寒，硫黄入锡结成团；

胡芦故纸茴沉木，桂附金铃肉蔻丸。

十二、祛暑之剂

六一散

六一滑石同甘草，解肌行水兼清燥；

统治表里及三焦，热渴暑烦泻痢保；

益元碧玉与鸡苏，砂黛薄荷加之好。

三物香薷饮

三物香薷豆朴先，若云热盛加黄连；

或加苓草名五物，利湿祛暑木瓜宣；

再加参芪与陈术，兼治内伤十味全；

二香合入香苏饮，仍有藿薷香葛传。

生脉散

生脉麦味与人参，保肺清心治暑淫；

气少汗多兼口渴，病危脉绝急煎斟。

缩脾饮

缩脾饮用清暑气，砂仁苹果乌梅暨；

甘草葛根扁豆加，吐泻烦渴温脾胃；

古人治暑多用温，暑为阴证此所谓；

大顺杏仁姜桂甘，散寒燥湿斯为贵。

清暑益气汤

清暑益气参草芪，当归麦味青陈皮；

曲柏葛根苍白术，升麻泽泻姜枣随。

十三、利湿之剂

五苓散

五苓散治太阳腑，白术泽泻猪茯苓；

膀胱化气添官桂，利便消暑烦渴清；

除桂名为四苓散，无寒但渴服之灵；

猪苓汤除桂与术，加入阿胶滑石停；

此为和湿兼泻热，疸黄便闭渴呕宁。

疏凿饮子

疏凿槟榔及商陆，苓皮大腹同椒目；

赤豆艽羌泻木通，煎益姜皮阳水服。

舟车丸

舟车牵牛及大黄，遂戟芫花又木香；

青皮橘皮加轻粉，燥实阳水却相当。

五皮饮

五皮饮用五般皮，陈茯姜桑大腹奇；

或用五加易桑白，脾虚肤胀此方司。

大橘皮汤

大橘皮汤治湿热，五苓六一二方缀；

陈皮木香槟榔增，能消水肿及泻泄。

实脾饮

实脾苓术与木瓜，甘草木香大腹加；

草蔻附姜兼厚朴，虚寒阴水效堪夸。

萆薢分清饮

萆薢分清石菖蒲，草梢乌药益智俱；

或益茯苓盐煎服，通心固肾浊精驱；

缩泉益智同乌药，山药糊丸便数需。

小半夏加茯苓汤

小半夏加茯苓汤，行水消痞有生姜；

加桂除夏治惊厥，茯苓甘草汤名彰。

八正散

八正木通与车前，萹蓄大黄滑石研；

草梢瞿麦兼栀子，煎加灯草痛淋蠲。

肾着汤

肾着汤内用干姜，茯苓甘草白术襄；

伤湿身痛与腰冷，亦名甘姜苓术汤；

黄芪防己除姜茯，术甘姜枣共煎尝；

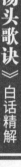

此治风水与诸湿，身重汗出服之良。

茵陈蒿汤

茵陈蒿汤治疸黄，阴阳寒热细推详；

阳黄大黄栀子入，阴黄附子与干姜；

亦有不用茵陈者，仲景柏皮栀子汤。

羌活胜湿汤

羌活胜湿羌独芎，甘蔓藁本与防风；

湿气在表头腰重，发汗升阳有异功；

风能胜湿升能降，不与行水渗湿同；

若除独活芎蔓草，除湿升麻苍术充。

当归拈痛汤

当归拈痛羌防升，猪泽茵陈芩葛朋；

二术苦参知母草，疮疡湿热服皆应。

三仁汤

三仁杏蔻薏苡仁，朴夏白通滑竹伦；

水用甘澜扬百遍，湿温初起法堪遵。

中满分消汤

中满分消汤朴乌，归萸麻夏荜升胡；

香姜草果参芪泽，连柏苓青益智需；

丸用芩连砂朴实，夏陈知泽草姜俱；

二苓参术姜黄合，丸热汤寒治各殊。

甘露消毒丹

甘露消毒蔻藿香，茵陈滑石木通菖；

芩翘贝母射干薄，暑疫湿温为末尝。

五淋散

五淋散用草栀仁，归芍茯苓亦共珍；

气化原由阴以育，调行水道妙通神。

鸡鸣散

鸡鸣散是绝奇方，苏叶茱萸桔梗姜；

瓜橘槟榔煎冷服，肿浮脚气效彰彰。

二妙丸

二妙丸中苍柏煎，若云三妙膝须添；

痿痹足疾堪多服，湿热全除病自痊。

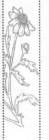

十四、润燥之剂

润肠丸

润肠丸用归尾羌，桃仁麻仁及大黄；

或加尤防皂角子，风秘血秘善通肠。

消渴方

消渴方中花粉连，藕汁地汁牛乳研；

或加姜蜜为膏服，泻火生津益血痊。

猪肾荠苨汤

猪肾荠苨参茯神，知芩葛草石膏因；

磁石天花同黑豆，强中消渴此方珍。

通幽汤

通幽汤中二地俱，桃仁红花归草濡；

升麻升清以降浊，噎塞便秘此方需；

有加麻仁大黄者，当归润肠汤名殊。

炙甘草汤

炙甘草汤参姜桂，麦冬生地火麻仁；

大枣阿胶加酒服，虚劳肺痿效如神。

清燥汤

清燥二术与黄芪，参苓连柏草陈皮；

猪泽升柴五味曲，麦冬归地痿方推。

滋燥养营汤

滋燥养营两地黄，芩甘归芍及艽防；

爪枯肤燥兼风秘，火燥金伤血液亡。

白茯苓丸

白茯苓丸治肾消，花粉黄连萆薢调；

二参熟地覆盆子，石斛蛇床肶胵要。

活血润燥生津散

活血润燥生津散，二冬熟地兼瓜蒌；

桃仁红花及归芍，利便通幽善泽枯。

地黄饮子

地黄饮子参芪草，二地二冬枇斛参；

泽泻枳实疏二腑，躁烦消渴血枯含。

搜风顺气丸

搜风顺气大黄蒸，郁李麻仁山药增；

防独车前及槟枳，菟丝牛膝山茱仍；

中风风秘及气秘，肠风下血总堪凭。

酥蜜膏酒

酥蜜膏酒用饴糖，二汁百部及生姜；

杏枣补脾兼润肺，声嘶气惫酒喝尝。

韭汁牛乳饮

韭汁牛乳反胃滋，养营散瘀润肠奇；

五汁安中姜梨藕，三般加入用随宜。

滋肾通关丸

滋肾通关桂柏知，溺癃不渴下焦医；

大补阴丸除肉桂，地龟猪髓合之宜。

清燥救肺汤

清燥救肺参草杷，石膏胶杏麦芝麻；

经霜收下干桑叶，解郁滋干效可夸。

沙参麦冬饮

沙参麦冬饮豆桑，玉竹甘花共合方；

秋燥耗伤肺胃液，苔光干咳此堪尝。

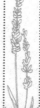

黄连阿胶汤

黄连阿胶鸡子黄，芍药黄芩合自良；

更有驻车归醋用，连胶姜炭痢阴伤。

增液汤

增液汤中参地冬，鲜乌或入润肠通；

黄龙汤用大承气，甘桔参归妙不同。

琼玉膏

琼玉膏中生地黄，参苓白蜜炼膏尝；

肺枯干咳虚劳症，金水相滋效倍彰。

十五、泻火之剂

清骨散

清骨散用银柴胡，胡连秦艽鳖甲符；

地骨青蒿知母草，骨蒸劳热保无虞。

升阳散火汤

升阳散火葛升柴，羌独防风参芍侪；

生炙二草加姜枣，阳经火郁发之佳。

清震汤

清震汤治雷头风，升麻苍术两般充；

荷叶一枚升胃气，邪从上散不传中。

附子泻心汤

附子泻心用三黄，寒加热药以维阳；

痞乃热邪寒药治，恶寒加附治相当；

大黄附子汤同意，温药下之妙异常。

钱乙泻黄散

钱乙泻黄升防芷，芩夏石斛同甘枳；

亦治胃热及口疮，火郁发之斯为美。

半夏泻心汤

半夏泻心黄连芩，干姜甘草与人参；

大枣和之治虚痞，法在降阳而和阴。

甘露饮

甘露两地与茵陈，芩枳枇杷石斛伦；

甘草二冬平胃热，桂苓犀角可加均。

普济消毒饮

普济消毒蒡芩连，玄参甘桔板蓝根；

升柴马勃连翘陈，僵蚕薄荷为末咀；

或加人参及大黄，大头天行力能御。

白虎汤

白虎汤用石膏偎，知母甘草粳米陪；

亦有加入人参者，躁烦热渴舌生苔。

清心莲子饮

清心莲子石莲参，地骨柴胡赤茯苓；

芪草麦冬车前子，躁烦消渴及崩淋。

泻黄散

泻黄甘草与防风，石膏栀子藿香充；

炒香蜜酒调和服，胃热口疮并见功。

消斑青黛饮

消斑青黛栀连犀，知母玄参生地齐；

石膏柴胡人参草，便实参去大黄跻；

姜枣煎加一匙醋，阳邪里实此方稽。

竹叶石膏汤

竹叶石膏汤人参，麦冬半夏竹叶灵；

甘草生姜兼粳米，暑烦热渴脉虚寻。

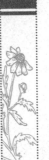

《汤头歌诀》白话精解

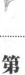

凉膈散

凉膈硝黄栀子翘，黄芩甘草薄荷饶；

竹叶蜜煎疗膈上，中焦燥实服之消。

辛夷散

辛夷散里藁防风，白芷升麻与木通；

芎细甘草茶调服，鼻生瘜肉此方攻。

龙胆泻肝汤

龙胆泻肝栀芩柴，生地车前泽泻偕；

木通甘草当归合，肝经湿热力能排。

苍耳散

苍耳散中用薄荷，辛夷白芷四般和；

葱茶调服疏肝肺，清升浊降鼻渊瘥。

泻青丸

泻青丸用龙胆栀，下行泻火大黄资；

羌防升上芎归润，火郁肝经用此宜。

清胃散

清胃散用升麻连，当归生地牡丹全；

或益石膏平胃热，口疮吐衄及牙宣。

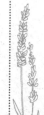

当归龙荟丸

当归龙荟用四黄，龙胆芦荟木麝香；

黑栀青黛姜汤下，一切肝火尽能攘。

妙香散

妙散山药与参芪，甘桔二茯远志随；

少佐辰砂木香麝，惊悸郁结梦中遗。

左金丸

左金萸连六一丸，肝经火郁吐吞酸；

再加芍药名戊己，热泻热痢服之安；

连附六一治胃痛，寒因热用理一般。

黄连解毒汤

黄连解毒汤四味，黄柏黄芩栀子备；

躁狂大热呕不眠，吐衄斑黄均可使；

若云三黄石膏汤，再加麻黄及淡豉；

此为伤寒温毒盛，三焦表里相兼治；

栀子金花加大黄，润肠泻热真堪倚。

导赤散

导赤生地与木通，草梢竹叶四般攻；

口糜淋痛小肠火，引热同归小便中。

桔梗汤

桔梗汤中用防己，桑皮贝母瓜蒌子；

甘枳当归薏杏仁，黄芪百合姜煎此；

肺痈吐脓或咽干，便秘大黄可加使。

泻白散

泻白桑皮地骨皮，甘草粳米四般宜；

参茯知芩皆可入，肺炎喘嗽此方施。

清咽太平丸

清咽太平薄荷芎，柿霜甘桔及防风；

犀角蜜丸治膈热，早间咯血颊常红。

紫雪散

紫雪犀羚朱朴硝，硝磁寒水滑和膏；

丁沉木麝升玄草，更用赤金法亦超。

玉女煎

玉女煎中地膝兼，石膏知母麦冬全；

阴虚胃火牙疼效，丢膝地生温热痊。

清瘟败毒饮

清瘟败毒地连芩，丹石栀甘竹叶寻；

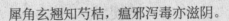

犀角玄翘知芍桔，瘟邪泻毒亦滋阴。

神犀丹

神犀丹内用犀芩，元参菖蒲生地群；

豉粉银翘蓝紫草，温邪暑疫有奇勋。

至宝丹

至宝朱砂麝息香，雄黄犀角与牛黄；

金银二箔兼龙脑，琥珀还同玳瑁良。

化斑汤

化斑汤用石膏元，粳米甘犀知母存；

或入银丹大青地，温邪斑毒治神昏。

青蒿鳖甲汤

青蒿鳖甲知地丹，阴分伏热此方攀；

夜热早凉无汗者，从里达表服之安。

万氏牛黄丸

万氏牛黄丸最精，芩连栀子郁砂并；

或加雄角珠冰麝，退热清心力更宏。

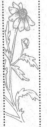

十六、除痰之剂

涤痰汤

涤痰汤用半夏星，甘草橘红参茯苓；

竹茹菖蒲兼枳实，痰迷舌强服之醒。

金沸草散

金沸草散前胡辛，半夏荆甘赤茯因；

煎加姜枣除痰嗽，肺感风寒头目颦；

局方不用细辛茯，加入麻黄赤芍均。

清气化痰丸

清气化痰星夏橘，杏仁枳实瓜蒌实；

芩苓姜汁为糊丸，气顺火消痰自失。

二陈汤

二陈汤用半夏陈，益以茯苓甘草成；

利气调中兼去湿，一切痰饮此为珍；

导痰汤内加星枳，顽痰胶固力能驯；

若加竹茹与枳实，汤名温胆可宁神；

润下丸仅陈皮草，利气祛痰妙绝伦。

礞石滚痰丸

滚痰丸用青礞石，大黄黄芩沉水香；

百病多因痰作祟，顽痰怪症力能匡。

半夏白术天麻汤

半夏白术天麻汤，参芪橘柏及干姜；

苓泻麦芽苍术曲，太阴痰厥头痛良。

常山饮

常山饮中知贝取，乌梅草果槟榔聚；

姜枣酒水煎露之，劫痰截疟功堪诩。

顺气消食化痰丸

顺气消食化痰丸，青陈星夏菔苏攒；

曲麦山楂葛杏附，蒸饼为糊姜汁抟。

青州白丸子

青州白丸星夏并，白附川乌俱用生；

晒露糊丸姜薄引，风痰瘫痪小儿惊。

截疟七宝饮

截疟七宝常山果，槟榔朴草青陈伙；

水酒合煎露一宵，阳经实疟服之妥。

紫金锭

紫金锭用麝朱雄，慈戟千金五倍同；

大乙玉枢名又别，祛痰逐秽及惊风。

十枣汤

十枣汤中遂戟花，强人伏饮效堪夸；

控涎丹用遂戟芥，葶苈大枣亦可嘉。

止嗽散

止嗽散中用白前，陈皮桔梗草荆添；

紫菀百部同蒸用，感冒咳嗽此方先。

三子养亲汤

三子养亲痰火方，芥苏莱菔共煎汤；

外台别有茯苓饮，参术陈姜枳实尝。

千金苇茎汤

千金苇茎生薏仁，瓜瓣桃仁四味邻；

吐咳肺痈痰秽浊，凉营清气自生津。

小陷胸汤

小陷胸汤连夏蒌，宽胸开结涤痰周；

邪深大陷胸汤治，甘遂硝黄一泻柔；

大陷胸丸加杏苈，项强柔痉病能休。

金水六君煎

金水六君用二陈，再加熟地与归身；

别称神术丸苍术，大枣芝麻停饮珍。

指迷茯苓丸

指迷茯苓丸最精，风化芒硝枳半并；

臂痛难移脾气阻，停痰伏饮有嘉名。

苓桂术甘汤

苓桂术甘痰饮尝，和之温药四般良；

雪羹定痛化痰热，海蜇荸荠共合方。

十七、收涩之剂

当归六黄汤

当归六黄治汗出，芪柏芩连生熟地；

泻火固表复滋阴，加麻黄根功更异；

或云此药太苦寒，胃弱气虚在所忌。

茯菟丹

茯菟丹疗精滑脱，菟苓五味石莲末；

酒煮山药为糊丸，亦治强中及消渴。

诃子散

诃子散用治寒泻，炮姜粟壳橘红也；

河间木香诃草连，仍用术芍煎汤下；

二者药异治略同，亦主脱肛便血者。

柏子仁丸

柏子仁丸人参术，麦麸牡蛎麻黄根；

再加半夏五味子，阴虚盗汗枣丸吞。

桑螵蛸散

桑螵蛸散治便数，参苓龙骨同龟壳；

菖蒲远志及当归，补肾宁心健忘觉。

金锁固精丸

金锁固精芡莲须，龙骨蒺藜牡蛎需；

莲粉糊丸盐酒下，涩精秘气滑遗无。

治浊固本丸

治浊固本莲蕊须，砂仁连柏二苓俱；

益智半夏同甘草，清热利湿固兼驱。

真人养脏汤

真人养脏诃粟壳，肉蔻当归桂木香；

术芍参甘为涩剂，脱肛久痢早煎尝。

牡蛎散

阳虚自汗牡蛎散，黄芪浮麦麻黄根；

扑法芎藁牡蛎粉，或将龙骨牡蛎扪。

威喜丸

威喜丸治血海寒，梦遗带浊服之安；

茯苓煮晒和黄蜡，每日空心嚼一丸。

封髓丹

失精梦遗封髓丹，砂仁黄柏草和丸；

大封大固春常在，巧夺先天服自安。

桃花汤

桃花汤用石脂宜，粳米干姜共用之；

为涩虚寒少阴利，热邪滞下切难施。

济生乌梅丸

济生乌梅与僵蚕，共末为丸好醋参；

便血淋漓颇难治，醋吞唯有此方堪。

《汤头歌诀》白话精解

十八、杀虫之剂

化虫丸

化虫鹤虱及使君，槟榔芜荑苦楝群；

白矾胡粉糊丸服，肠胃诸虫永绝氛。

乌梅丸

乌梅丸用细辛桂，人参附子椒姜继；

黄连黄柏及当归，温藏安蛔寒厥剂。

集效丸

集效姜附与槟黄，芜荑诃鹤木香当；

雄槟丸内白矾入，虫啮攻疼均可尝。

十九、痈疡之剂

散肿溃坚汤

散肿溃坚知柏连，花粉黄芩龙胆宣；

升柴翘葛兼甘桔，归芍棱莪昆布全。

金银花酒

金银花酒加甘草，奇疡恶毒皆能保；

护膜须用蜡矾丸，二方均是疡科宝。

托里温中汤

托里温中姜附羌，茴木丁沉共四香；

陈皮益智兼甘草，寒疡内陷呕泻良。

真人活命饮

真人活命金银花，防芷归陈草节加；

贝母天花兼乳没，穿山角刺酒煎嘉；

一切痈疽能溃散，溃后忌服用毋差；

大黄便实可加使，铁器酸物勿沾牙。

托里定痛汤

托里定痛四物兼，乳香没药桂心添；

再加蜜炒罂粟壳，溃疡虚痛去如拈。

托里十补散

托里十补参芪芎，归桂白芷及防风；

甘桔厚朴酒调服，痈疡脉弱赖之充。

小金丹

小金专主治阴疽，鳖麝乌龙灵乳储；

墨炭胶香归没药，阴疮流注乳癌除。

六神丸

六神丸治烂喉痧，每服十丸效可夸；

珠粉腰黄冰片麝，牛黄还与蟾酥加。

梅花点舌丹

梅花点舌用三香，冰片硼珠朱二黄；

没药熊荸蟾血竭，一九酒化此方良。

醒消丸

醒消乳没麝雄黄，专为大痈红肿尝；

每服三钱陈酒化，醉眠取汗是良方。

保安万灵丹

万灵归术与三乌，辛草荆防芎活俱；

天斛雄麻全蝎共，阴疽鹤膝湿痹须。

一粒珠

一粒珠中犀甲冰，珍朱雄麝合之能；

痈疽发背无名毒，酒化一丸力自胜。

阳和汤

阳和汤法解寒凝，外症虚寒色属阴；

熟地鹿胶姜炭桂，麻黄白芥草相承。

蟾酥丸

蟾酥丸用麝蜗牛，乳没朱雄轻粉俦；

铜绿二矾寒水石，疔疮发背乳痈瘰。

二十、经产之剂

妊娠六合汤

海藏妊娠六合汤，四物为君妙义长；

伤寒表虚地骨桂，表实细辛兼麻黄；

少阳柴胡黄芩入，阳明石膏知母藏；

小便不利加苓泻，不眠黄芩栀子良；

风湿防风与苍术，温毒发斑升翘长；

胎动血漏名胶艾，虚痞朴实颇相当；

脉沉寒厥亦桂附，便秘蓄血桃仁黄；

安胎养血先为主，余因各症细参详；

后人法此治经水，过多过少别温凉；

温六合汤加芩术，色黑后期连附商；

热六合汤栀连益，寒六合汤加附姜；

气六合汤加陈朴，风六合汤加芄羌；

此皆经产通用剂，说与时师好审量。

固经丸

固经丸用龟板君，黄柏樗皮香附群；

黄芩芍药酒丸服，漏下崩中色黑殷。

黑神散

黑神散中熟地黄，归芍甘草桂炮姜；

蒲黄黑豆童便酒，消瘀下胎痛逆忘。

胶艾汤

胶艾汤中四物先，阿胶艾叶甘草全；

妇人良方单胶艾，胎动血漏腹痛全；

胶艾四物加香附，方名妇宝调经专。

达生散

达生紫苏大腹皮，参术甘陈归芍随；

再加葱叶黄杨脑，孕妇临盆先服之；

若将川芎易白术，紫苏饮子子悬宜。

当归散

当归散益妇人妊，术芍芎归及子芩；

安胎养血宜常服，产后胎前功效深。

参术饮

妊娠转胞参术饮，芎芍当归熟地黄；

炙草陈皮兼半夏，气升胎举自如常。

清魂散

清魂散用泽兰叶，人参甘草川芎协；

荆芥理血兼祛风，产中昏晕神魂帖。

牡丹皮散

牡丹皮散延胡索，归尾桂心赤芍药；

牛膝棱莪酒水煎，气行瘀散血瘕削。

当归生姜羊肉汤

当归生姜羊肉汤，产后腹痛蓐劳匡；

亦有加入参芪者，千金四物甘桂姜。

柏子仁丸

柏子仁丸熟地黄，牛膝续断泽兰芳；

卷柏加之通血脉，经枯血少肾肝匡。

羚羊角散

羚羊角散杏薏仁，防独芎归又茯神；

酸枣木香和甘草，子痫风中可回春。

天仙藤散

天仙藤散治子气，香附陈甘乌药继；

再入木瓜苏叶姜，足浮喘闷此方贵。

抵当丸

抵当丸用桃仁黄，水蛭虻虫共合方；

蓄血胞宫少腹痛，破坚非此莫相当。

白术散

白术散中用四皮，姜陈苓腹五般奇；

妊娠水肿肢浮胀，子肿病名此可医。

交加散

交加散用姜地捣，二汁交拌各自妙；

姜不辛散地不寒，产后伏热此为宝。

如圣散

如圣乌梅棕炭姜，三般皆煅漏崩良；

升阳举经姜栀芍，加入补中益气尝。

泰山磐石饮

泰山磐石八珍全，去茯加芪芩断联；

再益砂仁及糯米，妇人胎动可安痊。

竹叶汤

竹叶汤能治子烦，人参芩麦茯苓存；

有痰竹沥宜加入，胆怯闷烦自断根。

保产无忧方

保产无忧芎芍归，荆羌芪朴菟丝依；

枳甘贝母姜蕲艾，功效称奇莫浪讥。

紫菀汤

紫菀汤方治子嗽，天冬甘桔杏桑会；

更加蜂蜜竹茹煎，孕妇咳逆此为最。

安胎饮子

安胎饮子建莲先，青苎还同糯米煎；

神造汤中须蟹爪，阿胶生草保安全。

固冲汤

固冲汤中芪术龙，牡蛎海蛸五倍同；

茜草山萸棕炭芍，益气止血治血崩。

失笑散

失笑蒲黄及五灵，晕平痛止积无停；

山楂二两便糖入，独圣功同更守经。

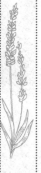

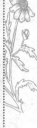

生化汤

生化汤宜产后尝，归芎桃草炮姜良；

倘因乳少猪蹄用，通草同煎亦妙方。

二十一、幼科之剂

保赤丹

保赤丹中巴豆霜，朱砂神曲胆星尝；

小儿急慢惊风发，每服三丸自不妨。

抱龙丸

抱龙星麝竺雄黄，加入辰砂痰热尝；

琥珀抱龙星草枳，苓淮参竺箔朱香；

牛黄抱龙星辰蝎，苓竺腰黄珀麝僵；

明眼三方凭选择，急惊风发保平康。

八珍糕

八珍糕与小儿宜，参术苓陈豆薏苡；

淮药芡莲糯粳米，健脾益胃又何疑。

回春散

回春丹用附雄黄，冰麝羌防蛇蝎襄；

朱贝竺黄天胆共，犀黄蚕草钩藤良。

肥儿丸

肥儿丸用术参甘，麦曲荟苓查二连；

更合使君研细末，为丸儿服自安然；

验方别用内金朴，苓术青陈豆麦联；

槟曲蟾虫连楂合，砂仁加入积消痊。

二十二、便用杂方

骨灰固齿散

骨灰固齿猪羊骨，腊月腌成煅碾之；

骨能补骨咸补肾，坚牙健啖老尤奇。

望梅丸

望梅丸用盐梅肉，苏叶薄荷与柿霜；

茶末麦冬糖共捣，旅行赍服胜琼浆。

软脚散

软脚散中芎芷防，细辛四味碾如霜；

轻撒鞋中行远道，足无箴疱汗皆香。

二十三、十二经脉歌

手太阳小肠经歌

手太阳经小肠脉，小指之端起少泽；

循手上腕出踝内，上臂骨出肘内侧；

两筋之间臑后廉，出肩解而绕肩胛；

交肩之上入缺盆，直络心中循嗌咽；

下膈抵胃属小肠，支从缺盆上颈颊；

至目锐眦入耳中，支者别颊斜上颐；

抵鼻至于目内眦，络颧交足太阳接；

嗌痛颔肿头难回，肩似拔兮臑似折；

耳聋目黄肿颊间，是所生病为主液；

颈颔肩臑肘臂痛，此经少气而多血。

手太阴肺经歌

手太阴肺中焦起，下络大肠胃口行；

上膈属肺从肺系，横从腋下膈内萦；

前于心与心包脉，下肘循臂骨上廉；

遂入寸口上鱼际，大指内侧爪甲根；

支络还从腕后出，接次指交阳明经；

此经多气而少血，是动则为喘满咳；

膨膨肺胀缺盆痛，两手交瞀为臂厥；

肺所主病咳上气，喘渴烦心胸满结；

臑臂之内前廉痛，为厥或为掌中热；

肩背痛是气有余，小便数欠或汗出；

气虚亦痛溺色变，少气不足以报息。

手少阳三焦经歌

手少阳经三焦脉，起手小指次指间；

循腕出臂之两骨，贯肘循臑外上肩；

交出足少阳之后，入缺盆布膻中传；

散络心包而下膈，循属三焦表里联；

支从膻中缺盆出，上项出耳上角巅；

以屈下颊而至䪼，支从耳后入耳缘；

出走耳前交两颊，至目锐眦胆经连；

是经少血还多气，耳聋嗌肿及喉痹；

气所生病汗出多，颊肿痛及目锐眦；

耳后肩臑肘臂外，皆痛废及小次指。

手少阴心经歌

手少阴心起心经，下膈直络小肠承；

支者挟咽系目系，直者心系上肺腾；

下腋循臑后廉出，太阴心主之后行；

下肘循臂抵掌后，锐骨之端小指停；

此经少血而多气，是动咽干心痛应；

目黄胁痛渴欲饮，臂臑内痛掌热蒸。

手阳明大肠经歌

手阳明经大肠脉，次指内侧起商阳；

循指上廉出合谷，两骨两筋中间行；

循臂入肘行臑外，肩端前廉柱骨傍；

会此下入缺盆内，经肺下膈属大肠；

支从缺盆上入颈，斜贯两颊下齿当；

挟口人中交左右，上挟鼻孔尽迎香；

此经血盛气亦盛，是动齿痛颈亦肿；

是主津液病所生，目黄口干鼽衄动；

喉痹痛在肩前臑，大指次指痛不用。

手厥阴心包经歌

手厥阴经心主标，心包下膈络三焦；

起自胸中支出胁，下腋三寸循臑迢；

太阴少阴中间走，入肘下臂两筋超；

行掌心从中指出，是动则病手心热；

肘臂挛急腋下肿，甚则支满在胸胁；

心中憺憺时大动，面赤目黄笑不歇；

是主脉所生病者，掌热心烦心痛掣。

足太阳膀胱经歌

足太阳经膀胱脉，目内眦上额交巅；

支者从巅入耳角，直者从巅络脑间；

还出下项循肩膊，挟脊抵腰循膂旋；

络肾正属膀胱府；一支贯臀入腘传；

一支从膊别贯胛，挟脊循髀合腘行；

贯腨出踝循京骨，小指外侧至阴全；

此经少气而多血，头痛脊痛腰如折；

目似脱兮项似拔，腘如结兮腨如裂；

痔疟狂癫疾并生，鼽衄目黄而泪出；

囟项眦腰尻国颛，病若动时皆痛彻。

足太阴脾经歌

太阴脾起足大指，循指内侧白肉际；

过核骨后内踝前，上腨循胫膝股里；

股内前廉入腹中，属脾络胃上膈通；

挟咽连舌散舌下，支者从胃注心宫；

气经血少而气壮，是动即病舌本强；

食则呕出胃脘痛，心中善噫而腹胀；

得后与气快然衰，脾病身重不能摇；

瘕泄水闭及黄疸，烦心心痛食难消；

强立股膝内多肿，不能卧因胃不和。

足少阳胆经歌

足少阳脉胆之经，起于两目锐眦边；

上抵头角下耳后，循颈行手少阳前；

至肩却出少阳后，入缺盆中支者分；

耳后入耳耳前走，支别锐眦下大迎；

合手少阳抵于𩑔，下加颊车下颈连；

复合缺盆下胸膈，络肝属胆表里萦；

循胁里向气街出，绕毛际入髀厌横；

直者从缺盆下腋，循胸季胁过章门；

下合髀厌髀阳外，出膝外廉外辅缘；

下抵绝骨出外踝，循跗入小次指间；

支者别跗入大指，循指岐骨出其端；

此经多气而少血，是动口苦善太息；

心胁痛疼转侧难，足热面尘体无泽；

头痛颔痛锐眦痛，缺盆肿痛亦肿胁；

马刀侠瘿颈腋生，汗出振寒多疟疾；

胸胁髀膝胫绝骨，外踝皆痛及诸节。

足少阴肾经歌

足肾经脉属少阴，斜从小指趋足心；

出于然骨循内踝，入跟上腨腘内寻；

上股后廉直贯脊，属肾下络膀胱深；

直者从肾贯肝膈，入肺挟舌循喉咙；

支者从肺络心上，注于胸交手厥阴；

此经多气而少血，是动病饥不欲食；

咳唾有血喝喝喘，目䀮心悬坐起𫐐；

善恐如人将捕之，咽肿舌干兼口热；

上气心痛或心烦，黄疸肠澼及痿厥；

脊股后廉之内痛，嗜卧足下热痛彻。

足阳明胃经歌

足阳明胃鼻遏起，下循鼻外入上齿；

环唇挟口交承浆，颐后大迎颊车里；

耳前发际至额颅，支循喉咙缺盆入；

下膈属胃络脾宫，直者下乳夹脐中；

支起胃口循腹里，下行直合气街逢；

逐由髀关下膝膑，循胫足跗中指通；

支从中指入大指，厉兑之穴经尽矣；

此经多气复多血，振寒伸欠面颜黑；

病至恶见火与人，忌闻木声心惕惕；

闭户塞牖欲独处，甚则登高弃衣走；

贲向腹胀为骭厥，狂疟温淫及汗出；

鼽衄口喝并唇胗，颈肿喉痹腹水肿；

气盛热在身以前，有余消谷溺黄甚；

不足身以前皆寒，胃中寒而腹胀壅。

足厥阴肝经歌

足厥阴肝脉所终，大指之端毛际丛；

循足跗上上内踝，出太阴后入腘中；

循股入毛绕阴器，上抵小腹挟胃通；

属肝络胆上贯膈，布于胁肋循喉咙；

上入颃颡连目系，出额会督顶巅逢；

支者后从目系出，下行颊里交环唇；

支者从肝别贯膈，上注于肺乃交宫；

是经血多而气少，腰痛俯仰难为工；

妇少腹肿男溃疝，嗌干脱色面尘蒙；

胸满呕逆及飧泄，狐疝遗尿或闭癃。

二十四、奇经八脉歌

冲脉歌

冲起气街并少阴，夹脐上行胸中至；

冲为五脏六腑海，五脏六腑所禀气；

上渗诸阳灌诸精，从下冲上取兹义；

亦有并肾下冲者，注少阴络气街出；

阴股内廉入腘中，伏行形骨内踝际；

下渗三阴灌诸络，以温肌肉至跗指。

任脉歌

任脉起于中极底，以上毛际循腹里；

上于关元至咽喉，上颐循面入目是。

跻脉歌

跻乃少阴之别脉，起于然骨至内踝；

直上阴股入阴间，上循胸入缺盆过；

出人迎前入顺眦，合于太阳阳跷和；

此皆灵素说奇经，带及二维未说破。

督脉歌

督起小腹骨中央，入系廷孔络阴器；

合篡至后别绕臀，与巨阳络少阴比；

上股贯脊属肾行，上同太阳起内眦；

上额交巅络脑间，下项循肩仍夹脊；

抵腰络肾循男茎，下篡亦与女子类；

又从少腹贯脐中，贯心入喉颐及唇；

上系目下中央际，此为并任亦同冲；

大抵三脉同一本，灵素言之每错综；

督病少腹冲心痛，不得前后冲疝攻；

其在女子为不孕，嗌干遗溺及痔癃；

任病男疝女瘕带，冲病里急气逆冲。